国家卫生和计划生育委员会“十三五”规划教材配套教材
全国高等学校配套教材

供康复治疗学专业用

临床康复工程学
实训指导

第2版

主　编　舒　彬
副主编　蒋宛凌
编　者（按姓氏笔画排序）

卢桂兰　海南医学院第二附属医院
朱晓龙　深圳大学第一附属医院
刘　威　昆明医科大学
李　磊　哈尔滨医科大学附属第五医院
李启正　昆明医科大学第一附属医院
李香平　山西医学科学院山西大医院
时人杰　佳木斯大学康复医学院
吴志彬　东部战区陆军保障部鼓浪屿疗养院
何　曼　承德医学院附属医院
张　克　山东大学齐鲁医院
张凌云　重庆医科大学附属大学城医院
曹　萍　北京社会管理职业学院假肢矫形康复系
蒋宛凌　陆军军医大学第三附属医院野战外科研究所
舒　彬　重庆大学生物工程学院

学术秘书　张维冬　重庆医科大学附属大学城医院

人民卫生出版社

图书在版编目（CIP）数据

临床康复工程学实训指导/舒彬主编.—2 版.—北京：人民卫生出版社，2018

全国高等学校康复治疗专业第三轮规划教材配套教材

ISBN 978-7-117-26390-0

Ⅰ.①临… Ⅱ.①舒… Ⅲ.①康复医学-医学工程-高等学校-教学参考资料 Ⅳ.①R496

中国版本图书馆 CIP 数据核字（2018）第 130823 号

人卫智网	www.ipmph.com	医学教育、学术、考试、健康，购书智慧智能综合服务平台
人卫官网	www.pmph.com	人卫官方资讯发布平台

临床康复工程学实训指导

第 2 版

主　　编：舒　彬

出版发行：人民卫生出版社（中继线 010-59780011）

地　　址：北京市朝阳区潘家园南里 19 号

邮　　编：100021

E - mail：pmph @ pmph. com

购书热线：010-59787592　010-59787584　010-65264830

印　　刷：天津安泰印刷有限公司

经　　销：新华书店

开　　本：787×1092　1/16　　印张：6

字　　数：154 千字

版　　次：2013 年 9 月第 1 版　　2018 年 3 月第 2 版

2021 年 2 月第 2 版第 3 次印刷（总第 4 次印刷）

标准书号：ISBN 978-7-117-26390-0

定　　价：18.00 元

打击盗版举报电话：010-59787491　E-mail：WQ @ pmph. com

（凡属印装质量问题请与本社市场营销中心联系退换）

前言

为配合全国高等学校本科康复治疗学专业规划教材《临床康复工程学》（第 2 版）的教学工作，编辑出版此书。

与第 1 版相比，修订教材有如下变动：

1. 紧跟学科前沿，增加了自助具、无障碍环境、康复机器人、虚拟现实技术等实训内容。

2. 每个实训项目包含实训目的、实训准备、实训内容、实训结果、思考题五部分内容，实训数量由 30 个增加到 45 个，可供不同学校结合自身实际，选择相应的实训项目。

本教材实训一至实训四由舒彬修订，实训五至实训七由卢桂兰修订，实训八至实训十一由蒋宛凌修订，实训十二至实训十五由时人杰修订，实训十四至实训十六由吴志彬修订，实训十七至实训十九由曹萍修订，实训二十至实训二十二由张克修订，实训二十三至实训二十六由李启正修订，实训二十七至实训二十九由李香平修订，实训三十至实训三十二由刘威修订，实训三十三至实训三十五由何曼修订，实训三十六至实训三十七由张凌云修订，实训三十八至实训四十一由朱晓龙修订，实训四十二至实训四十五由李磊修订。

本书不仅可作为全国高等学校本科康复治疗学专业的配套教材，还可作为康复医学、康复工程、假肢矫形器学等相关专业人员的参考用书。

由于时间仓促，编者水平及经验有限，故本书错误与不足在所难免，敬请各位读者批评指正。

舒　彬

2018 年 1 月

目录

实训一　认识肌力测试仪

【实训目的】

1. **掌握**　肌力测试仪的检测指标。
2. **熟悉**　肌力测试仪的工作原理。
3. **了解**　肌力测试仪的操作过程。

【实训准备】

1. 复习肌力测试仪相关知识。
2. 握力仪、捏力仪、拉力仪各 3~5 个，等速肌力测试仪 1 台。

【实训内容】

1. 握力、捏力、拉力评定

（1）教师讲解握力仪、捏力仪、拉力仪种类、基本原理及临床意义，演示握力仪、捏力仪、拉力仪的使用方法。

（2）学生分 3~5 组进行握力、捏力、拉力评定实训。

（3）每组学生对评定结果进行分析，并向指导教师汇报，教师作总结。

2. 等速肌力测试仪评定

（1）教师讲解仪器的基本工作原理及临床意义。

（2）教师讲解仪器操作流程和注意事项，演示仪器的操作方法。

（3）选择 1 名学生扮演病人（有条件的可以选择 1 名病人志愿者）、1 名同学扮演康复评定人员进行模拟测试。

（4）教师与学生共同分析评定结果，同时复习各种参数意义。

【实训结果】

1. **掌握**　肌力测试仪的相关检测参数及临床意义。
2. **熟悉**　肌力测试仪的工作原理。
3. **了解**　肌力测试仪的操作流程、方法与注意事项。

【思考题】

1. 肌力测试仪主要用于哪些病人的康复评定？
2. 等长肌力测试与等张肌力测试之间有何区别？

（舒　彬）

实训二　认识平衡仪

【实训目的】

1. **掌握**　平衡仪的检测指标。
2. **熟悉**　平衡仪的类型及工作原理。
3. **了解**　平衡仪的操作方法及注意事项。

【实训准备】

1. 复习平衡仪相关知识。
2. 平衡仪 1 台。

【实训内容】

1. 教师讲解仪器的工作原理及临床意义。
2. 教师讲解仪器操作流程和注意事项,演示仪器的操作方法。
3. 选择 1 名学生扮演病人(有条件的可以选择病人)、1 名同学扮演康复评定人员进行模拟测试。
4. 教师与学生共同分析评定结果,同时复习各种参数意义。

【实训结果】

1. **掌握**　平衡仪的相关检测参数及临床意义。
2. **熟悉**　平衡仪的工作原理。
3. **了解**　平衡仪的操作流程与注意事项。

【思考题】

1. 平衡仪适合于哪些病人的康复评定?
2. 与 Berg 平衡量表评定相比,平衡仪评定有何优缺点?

(舒　彬)

实训三　认识步态评估与反馈训练仪

【实训目的】

1. **掌握**　步态的快速评估方法。
2. **熟悉**　步态的反馈训练技术。
3. **了解**　步态评估与反馈训练仪的临床应用。

【实训准备】

1. 复习步态分析相关知识。
2. 步态评估与反馈训练仪 1 台。

【实训内容】

1. **结构组成**　步态评估与反馈训练仪由主机、信号收集处理器、充气式鞋垫、无线蓝牙组成。

2. **步态评估**

(1)评定模式:在不同状态下评定,包括站立、行走、起-立、起立到走、上楼、下楼。

(2)评定指标:支撑相/摆动相百分比、步频、步幅、步速、平均步态周期、测试时间、正常步态曲线特征图、受试者的步态曲线特征图。

3. **步态训练**

(1)训练模式:站立训练、行走训练、起立训练、起立到走训练、上下楼训练、重心转移训练(包括前后转移、向患侧转移训练)。

(2)游戏训练:游戏项目有激光枪、板球、沙漠管道等。

(3)反馈训练:实时音频反馈训练、实时视频反馈训练。

4. **临床应用**

(1)神经系统伤病:脑卒中、脑瘫、脑外伤、不全脊髓损伤、帕金森病等。

(2)骨关节及运动系统伤病:关节置换、假肢装配、下肢骨折、关节炎、膝关节半月板、韧带损伤等。

【实训结果】

1. **掌握**　步态评估与反馈训练仪的结构。
2. **熟悉**　步态评估与反馈训练仪的操作及注意事项。

3. **了解** 步态评估与反馈训练仪的临床应用。

【思考题】

1. 与三维步态分析相比,步态快速评估法有何优缺点?
2. 与以往步态训练相比,步态反馈训练有何优缺点?

（舒 彬）

实训四 认识康复训练器械

【实训目的】

1. **掌握** 康复训练器械的结构。
2. **熟悉** 康复训练器械的功能。
3. **了解** 康复训练器械的分类及临床应用。

【实训准备】

1. 股四头肌训练器 1 台。
2. 起立床 1 张。
3. 减重训练仪 1 台。
4. 砂磨台 1 具。

【实训内容】

1. 股四头肌训练器的结构与功能

(1)结构:一般是由框架、座椅、主轴、重锤、抵抗杆、足挂和动杆等组成。

(2)功能:训练大腿股四头肌肌力。

2. 起立床的结构与功能

(1)结构:一般是由台板、防护带、传动机构、驱动力输入装置(摇把或电动机)、脚轮或地脚、台架、脚托板等组成。

(2)功能:把病人从平卧位逐步转动到0°~90°之间任一倾斜位置,渐进性进行下肢站立训练。根据控制方式,起立床分手动起立床和电动起立床。

3. 减重训练仪的结构与功能

(1)结构:一般是由减重框架、减重吊带、控制装置(手动、电动或气动控制)等组成。

(2)功能:通过吊带进行控制,根据需要减轻病人步行中下肢的承受重量,保证行走安全。用于骨关节、神经系统疾患引起的下肢无力、疼痛、痉挛的病人,帮助他们及早进行步态功能训练。

4. 砂磨台的结构与功能

(1)结构:一般是由台板、砂磨具和台架组成。

(2)功能:模仿木工砂磨作业,进行上肢功能训练。

【实训结果】

1. **掌握** 股四头肌训练器、起立床、减重训练仪、砂磨台的结构。
2. **熟悉** 股四头肌训练器、起立床、减重训练仪、砂磨台的功能。
3. **了解** 股四头肌训练器、起立床、减重训练仪、砂磨台的临床应用。

【思考题】

1. 常用康复训练器械的结构与功能。
2. 常用康复训练器械的分类与临床应用。

（舒 彬）

实训五　认识康复机器人

【实训目的】

1. **掌握**　康复机器人的使用方法。
2. **熟悉**　康复机器人的分类、功能及临床应用。
3. **了解**　康复机器人的基本原理。

【实训准备】

1. 熟悉康复机器人概念、分类及功能。
2. 踝关节康复机器人1台。

【实训内容】

1. **教师讲解**　康复机器人分为训练型机器人和辅助型机器人，前者主要用于功能障碍病人的功能治疗，改善其缺失的功能，后者主要用于帮助老年人和残疾人更好地适应日常工作和生活，部分补偿其弱化的功能。

2. **教师示范操作**

（1）首先进行外观检查，配件是否齐全，硬件有无损坏、磨损等情况。

（2）插上电源，系统自动初始化，面板上的信号灯会闪烁。待信号灯停止闪烁后即进入待机状态。此时按下开关，进入系统。

（3）进入界面后，即可进行训练。点击程序按钮，可以看到很多模块。包括标准程序、个性化程序、各个适应证模块。可以根据病人情况选择相应的模块进行训练。

（4）在标准程序中，时间、阻力大小、方向等都是可以设置并且保存为开始参数，个性化程序中，医生可以针对不同病人或者特殊病人进行个性化设置。

（5）对于行动能力较差的病人，需要专门的医护人员或者操作人员看护。

（6）训练结束后拆下绷带。关闭系统，拔下电源。

3. 临床应用：脑卒中、脑瘫等原因所致踝关节功能障碍的治疗。

【实训结果】

1. **掌握**　踝关节康复机器人的结构。
2. **熟悉**　踝关节康复机器人的操作。
3. **了解**　踝关节康复机器人的临床应用。

【思考题】

1. 康复机器人的分类及临床应用。
2. 与治疗师训练相比,踝关节康复机器人训练有何优缺点?

(卢桂兰)

实训六　认识功能性电刺激

【实训目的】

1. **掌握**　功能性电刺激的使用方法及禁忌证。
2. **熟悉**　功能性电刺激的物理特性。
3. **了解**　功能性电刺激的治疗作用和临床应用。

【实训准备】

1. 复习功能性电刺激相关知识。
2. 功能性电刺激 1 台。

【实训内容】

1. 教师讲解仪器的工作原理及治疗作用

(1)工作原理:利用神经细胞的电兴奋性,通过刺激支配肌肉的神经已达到促进肌肉收缩的目的。

(2)治疗作用:①代替或矫正肢体和器官已丧失的功能;②功能重建 FES 在刺激神经肌肉的同时,也刺激传入神经,加上不断重复的运动模式信息,传入中枢神经系统,在皮层形成兴奋痕迹,逐渐恢复原有的运动功能。

2. 功能性电刺激禁忌证　植入心脏起搏器者,需要刺激部位有静脉血栓,病情不稳定、意识不清,肢体挛缩畸形,骨折未愈合,下运动神经元损伤,癫痫病人,孕妇,感觉缺失及严重认知功能障碍。

3. 教师讲解仪器操作流程和注意事项,演示仪器的操作方法。

4. 选择 1 名学生扮演病人(有条件可选择病人)、1 名同学扮演康复治疗师进行治疗。

5. 临床应用　上运动神经元瘫痪、呼吸功能障碍、排尿功能障碍、特发性脊柱侧凸、肩关节半脱位。

【实训结果】

1. **掌握**　功能性电刺激的使用方法。
2. **熟悉**　功能性电刺激的治疗作用。
3. **了解**　功能性电刺激的基本原理。

【思考题】

1. 不同治疗目的电极的放置和仪器操作。
2. 功能性电刺激的工作原理及临床应用。

（卢桂兰）

实训七　认识虚拟现实技术

【实训目的】

1. **掌握**　利用虚拟现实技术进行康复治疗的方法。

2. **熟悉**　虚拟现实技术的康复治疗作用和临床应用。

3. **了解**　虚拟现实技术的分类及工作原理。

【实训准备】

1. 复习虚拟现实技术相关知识。

2. 基于触觉反馈和力反馈的虚拟现实康复平台1套。

【实训内容】

1. 按照物理实现形式，将虚拟现实技术(VR)分为桌面虚拟现实系统、沉浸式虚拟现实系统、分布式虚拟现实系统、增强式虚拟现实系统。

2. **工作原理**　计算机模拟生成虚拟环境，用户通过传感设备接受来自虚拟环境的信号而产生身临其境的感觉，同时计算机记录用户信息(位置、身体部位移动等)，并据此实时调整虚拟环境，从而实现虚拟环境的沉浸和交互的结果。

3. **不同难度等级的康复训练虚拟场景**

(1)置物架训练病人通过使用数据手套控制虚拟环境中的手选取不同的日常生活用品(例如不同大小的碗、杯子)，并将物品放置在置物架上。

(2)倒茶训练虚拟环境中有一只茶壶和一个茶杯，通过举握茶壶，将茶水准确的倒入茶杯中。

(3)盛汤训练通过简单地用小勺从碗里盛汤动作完成训练。上述虚拟场景中的虚拟物体(如杯子、茶壶)都可以设定重量，由于数据手套具备触觉和力反馈，使康复训练过程可以实现由易到难，循序渐进的过程。

4. **临床应用**　肢体运动功能恢复，认知功能训练，帕金森病，孤独症，精神分裂症，脑卒中病人平衡功能恢复。

【实训结果】

1. **掌握**　虚拟现实技术的康复治疗方法。

2. **熟悉**　虚拟现实技术的康复治疗作用。

3. 了解 虚拟现实技术的工作原理。

【思考题】

虚拟现实技术治疗与传统康复治疗相比有何优缺点？

（卢桂兰）

实训八 费城颈托与颈胸矫形器的结构与使用

【实训目的】

1. 掌握 费城颈托与颈胸矫形器的结构。
2. 熟悉 费城颈托与颈胸矫形器的使用方法。
3. 了解 费城颈托与颈胸矫形器的适应证、禁忌证。

【实训准备】

1. 复习颈部矫形器与颈胸矫形器相关知识。

2. 准备费城颈托、索米矫形器、屈伸侧屈旋转控制式颈胸矫形器、哈罗式颈胸矫形器各1具。

【实训内容】

1. 根据样品了解费城颈托与颈胸矫形器的结构特点

(1)费城颈托:费城颈托通常是用聚乙烯泡沫和硬质塑料制成,分为前后两片,在两侧由尼龙搭扣黏合固定。有的前片带气管插管开口孔,适用于有气管插管的病人。矫形器为成品,有不同型号选择。随时装配,少有调整。矫形器对颈椎屈伸可基本控制。

(2)索米矫形器:前面由单金属杆和控制下颌关节运动的塑料托组成,后面由控制头部运动的塑料枕托组成。矫形器控制颈椎的屈曲和旋转。

(3)屈伸侧屈旋转控制式颈胸矫形器:前面和侧面由双、三或四杆金属杆和控制下颌关节运动的塑料托组成,后面由控制头部运动的塑料枕托组成;或全部由聚乙烯高温板材制成。控制颈椎的屈伸、侧屈和旋转。

(4)哈罗式颈胸矫形器:分为上下两部分:上部为一个带四个不锈钢顶尖螺丝的颅骨环固定颅骨,下部为一个热塑性塑料板模塑的胸托板和背托板,中间以四根带螺杆的立杆相连,这些杆的长度均可调。

2. 费城颈托与颈胸矫形器的使用方法

(1)将颈椎摆放于中立位。

(2)将矫形器的前后两部分固定在下颌和枕骨上。

(3)索米矫形器和控制屈伸侧屈旋转的颈胸矫形器注意调节侧支撑杆的高度。

(4)检查费城颈托是否控制了颈椎屈伸,索米矫形器是否控制了颈椎屈伸、旋转,屈伸侧屈旋转控制式颈胸矫形器和哈罗式颈胸矫形器是否控制了颈椎屈伸、旋转、侧屈。

(5)注意骨突出部位需加衬垫。

(6)哈罗式颈胸矫形器需外科颅骨钻孔固定。

3. 费城颈托与颈胸矫形器的适应证

(1)费城颈托:适用于外伤急救、颈椎病、稳定的颈椎骨折和颈椎骨折脱位术后病人。

(2)索米矫形器:适用于颈椎稳定性骨折、颈椎骨折或脱位术后、颈椎关节炎等病人。

(3)屈伸侧屈旋转控制式颈胸矫形器:适用于颈椎、上段胸椎的骨折、脱位、韧带损伤、颈椎、上段胸椎骨折术后的病人。

(4)哈罗式颈胸矫形器:适用于颈椎不稳定骨折,尤其是 $C_1 \sim C_3$ 椎体不稳定骨折病人;上段颈椎肿瘤、结核术后病人。

【实训结果】

1. 掌握 费城颈托、哈罗式颈胸矫形器的结构。

2. 熟悉 费城颈托、哈罗式颈胸矫形器、索米矫形器的使用方法。

3. 了解 费城颈托、索米矫形器、屈伸侧屈旋转控制式颈胸矫形器、哈罗式颈胸矫形器的临床应用。

【思考题】

1. 索米矫形器与哈罗式颈胸矫形器的结构,有何差异?
2. 费城颈托、颈胸矫形器的治疗原理是什么?

(蒋宛凌)

实训九　脊柱过伸矫形器与脊柱侧凸矫形器的结构与使用

【实训目的】

1. **掌握**　脊柱过伸矫形器与脊柱侧凸矫形器的结构。
2. **熟悉**　脊柱过伸矫形器与脊柱侧凸矫形器的选配与使用。
3. **了解**　脊柱过伸矫形器与脊柱侧凸矫形器的治疗原理。

【实训准备】

1. 复习颈胸腰骶矫形器、胸腰骶矫形器相关知识。
2. 准备脊柱过伸矫形器、色努式脊柱侧凸矫形器各1具。

【实训内容】

1. 根据样品,认识脊柱过伸矫形器、色努式脊柱侧凸矫形器的结构特点

(1)脊柱过伸矫形器:又称朱厄特式胸腰骶矫形器(Juwett TLSO),由胸骨垫与耻骨上垫和背部垫组成。胸骨垫与耻骨上垫产生的向后力和由背部垫产生的向前力构成的典型的前后三点力限制脊柱前屈,达到使胸椎过伸展的目的。

(2)色努式脊柱侧凸矫形器:是法国色努博士开发,近30年得到广泛应用,国内近年多用这类脊柱侧凸矫形器。其结构特点为:全为塑料制成,前侧开口,轻便、简洁,具有系列的针对脊柱侧凸弯曲和扭转的三维压力垫和较大的释放空间。

2. 脊柱过伸矫形器、色努式脊柱侧凸矫形器的使用方法

(1)应佩戴在一件较紧身的薄棉质或者柔软、吸水性强材质的内衣外,内衣应比矫形器长;内衣侧方应没有接缝,或者将接缝朝外穿着,防止皮肤损伤;女孩不同时佩戴硬边胸罩。

(2)应尽量将内衣拉平,使内衣在矫形器内的压垫部位尽少发生皱褶。

(3)先将搭扣松松扣上,改成仰卧位,再将搭扣逐一拉紧:拉紧搭扣后,将双手放在矫形器腰间将矫形器向下轻压,努力使脊柱伸展。

(4)矫形器搭扣带一般要保持在矫形器制作师所交代的位置,以保证矫正效果:进餐时可以适当松开矫形器。如果佩戴矫形器引起较重的饭后胃肠不适,应找矫形技师调整或更换矫形器。

(5)为防止静电,在矫形器外应穿棉质外衣。

3. 脊柱过伸矫形器、色努式脊柱侧凸矫形器的适应证

(1)脊柱过伸矫形器:适用于胸腰椎压缩性骨折、胸腰椎结核、青少年脊柱后凸畸形的病人。

(2)色努式脊柱侧凸矫形器:适用于顶椎在 T_6 以下,Cobb 角为 20°~50°,处于发育期的中度特发性脊柱侧凸的病人。

【实训结果】

1. **掌握** 脊柱过伸矫形器和色努式脊柱侧凸矫形器的结构。
2. **熟悉** 脊柱过伸矫形器与色努式脊柱侧凸矫形器的选配。
3. **了解** 脊柱过伸矫形器与色努式脊柱侧凸矫形器的治疗原理。

【思考题】

除色努式脊柱侧凸矫形器,脊柱侧凸矫形器还有哪些类型?

(蒋宛凌)

实训十　脊柱矫形器的取型

【实训目的】

1. **掌握**　脊柱矫形器的取型方法。
2. **熟悉**　脊柱常规尺寸的测量。
3. **了解**　脊柱矫形器的适应证、禁忌证。

【实训准备】

1. 复习脊柱的生理结构。

2. 石膏绷带 5 卷、颜色笔 1 支、卷尺 1 把、曲线尺 1 把、取型服 1 件、石膏剪刀 1 把、脊柱矫形取型架 1 个。

【实训内容】

1. 脊柱矫形器的取型前准备

(1)测量相关数据:用卷尺测量病人的胸围、腰围、臀围;颈部、胸部、腰部每隔 3cm 一次围长。

(2)描绘脊柱的生理曲度图形:用曲线尺将脊柱曲线描到图纸上。

(3)用颜色笔将髂前上棘、髂嵴、臀部下缘、胸骨柄、耻骨联合等骨突出部作出标记。

2. 脊柱矫形器的取型步骤

(1)一般情况下将病人保持在脊柱处于拉伸状态。

(2)病人脱去衣服,穿上取型服。病人站(或半坐)在脊柱取型架上。

(3)将石膏绷带浸泡在温水里后先进行骨盆取型:用石膏绷带缠绕骨盆。

(4)胸腰部取型:用石膏绷带缠绕腰部、胸部。如果需固定颈部者,还需缠绕颈部。

(5)在石膏没有硬化以前,对需压迫的部位给力,对石膏阴型塑形。

(6)待石膏硬化后,用石膏剪先剪掉多余的石膏,再从下至上剪出一条裂缝(注意保护皮肤),从人体上小心取出石膏阴型。

(7)将石膏阴型的裂缝合拢,用细绳固定。

【实训结果】

1. **掌握**　腰骶矫形器的取型方法。
2. **熟悉**　脊柱常规尺寸的测量。

3. **了解** 各种脊柱矫形器的临床应用。

【思考题】

有什么方法可以取代常规石膏取型?

（蒋宛凌）

实训十一　肩外展矫形器的结构与使用

【实训目的】

1. **掌握**　肩外展矫形器的佩戴方法。
2. **熟悉**　肩外展矫形器支架的临床应用。
3. **了解**　肩部矫形器的分类与结构特点。

【实训准备】

1. 复习上肢各关节功能位

（1）肩关节：肩关节功能位为外展45°~50°，前屈15°~30°，内旋15°。在日常生活活动中，肩关节多处于外展50°、前屈20°、内旋15°的位置。

（2）肘关节：以屈曲90°为原则。肱三头肌的功效还取决于肩关节的位置，当肩关节和肘关节均处在屈曲90°时，肱三头肌肌力最强，这是上肢功能的最好体位。

（3）前臂桡尺关节：前臂中立位，无前臂旋前或旋后。

（4）腕关节：背伸20°~30°，尺侧偏10°。

2. 复习上肢免负荷部位

（1）骨突起免负荷部位：包括肩峰角、鹰嘴、肱骨外上髁、肱骨内上髁、尺骨头与尺骨茎突、桡骨下端和桡骨茎突、第2~5掌骨头、第1掌骨头的位置。

（2）神经表浅免负荷部位：包括腋窝、桡神经沟、正中神经上臂内侧下1/3处、尺神经在肘后处的位置。

【实训内容】

1. 肩外展矫形器结构　多用轻质金属和塑料制成，各金属关节角度可根据治疗要求和不同的治疗阶段进行调节。

2. 肩外展矫形器具有的功能作用

（1）将上肢关节保持在功能位或治疗位置。

（2）关节角度根据治疗需要可调节：左右通用。

（3）佩戴简便、舒适。

（4）根据人体的高度可选择该矫形器的大小及规格。

3. 肩外展矫形器的佩戴方法

（1）解开肩带、腰带、上臂带、前臂带及腕带，将肩外展支架从下方靠近腋下，附着在躯干外侧和上肢上。

(2)将肩带斜挎在健侧肩上。肩带上的垫肩置于颈部斜方肌位置。将肩带穿入回形扣，并用尼龙搭扣固定。可因人而异地调节回形扣位置。

(3)确定好手垫位置,系好前臂及上臂带,操作时可根据个人情况将固定带从里向外或从外向里牵拉固定。

(4)将腰带穿过回形扣并系紧,回形扣位置可以因人而异进行调整。

【实训结果】

1. **掌握** 肩外展矫形器的佩戴方法。
2. **熟悉** 肩外展支架的适应证。
3. **了解** 不同肩部矫形器的结构差异。

【思考题】

如何避免肩外展矫形器对上肢骨突起部位的压力?

（时人杰）

实训十二　低温热塑矫形器的制作

【实训目的】

1. **掌握**　低温热塑矫形器的制作步骤与方法。
2. **熟悉**　低温热塑板矫形器的临床应用。
3. **了解**　低温热塑板材料性能。

【实训准备】

1. 各种规格低温热塑板材料 1 套。
2. 低温矫形器的制作设备与工具 1 套。
3. 低温矫形器的辅助材料和零部件 1 套。

【实训内容】

以小组为单位,按顺序进行以下操作:画肢体轮廓图;取纸样下料;塑形和修整;安装固定带和弹力部件等操作。

1. 画轮廓图　病人取坐位或卧位,患肢平放于白纸上呈中立位,铅笔垂直于桌面,沿肢体边缘画出其轮廓图,如果患肢畸形或痉挛十分严重不能描图时,可以先描出病人的健侧轮廓,然后利用白纸背面阴影用铅笔描出其图形,以替代患肢轮廓图。

2. 绘纸样　以肢体轮廓线为基础,放大轮廓的尺寸,一般是在轮廓的两侧各放宽该肢体周径长度的 1/4,掌部是以其厚度的 1/2 尺寸放宽。沿纸样图剪下纸样,在患肢上比试纸样大小,观察与肢体是否合适。如有不当必须进行修改。将纸样置于板材上,用记号笔在板材上画出其样式,然后用大力剪沿着线条裁剪。

3. 塑形和修整　恒温水箱内水温保持在 70°左右,将裁剪好的板材放入恒温水箱的热水中。待板材软化后取出,用毛巾擦拭干净,操作者自身感觉不烫时再放置于病人需要矫正的部位上。病人取坐位或卧位,在患肢上套上保护性棉纱套,肢体置于功能位或治疗要求的体位,以腕功能位固定矫形器为例:

(1)患肢前臂中立位,腕关节背伸 30°,掌指关节屈曲 45°,诸指指关节屈曲 45°,拇指对掌位。

(2)板材放于患手掌部至前臂,先用弹性绷带从腕部向前臂近端缠绕,在前臂近端 1/3 处返回缠绕一次,将未缠绕完的弹力绷带束在其腕部。

(3)用双手拇指按压掌部,形成掌窝,同时双手分别按压病人手部的两侧,形成矫形器桡侧和尺侧的两个边,在桡侧边塑形的同时还要做出拇指的对掌位。

(4)待板材冷却后,取下弹力绷带,矫形器的塑型基本完成。对塑形好的半成品局部加热进行调整,必要时多次塑形或重新塑形。

4. 安装固定带和弹力部件

(1)支架:亦称托架,是牵引关节的支撑装置,一般是在静止性矫形器基础上安装各式支架,并通过橡皮筋或导线与被牵引的部位相连,组成动态性矫形器。

(2)弹性材料:主要有橡皮筋、钢丝和弹簧。这些材料的弹力可以作为矫形器的外动力,以帮助肢体的被动运动或牵引。由于材料的质地或结构不同,产生的弹力有强有弱,应根据治疗要求预制或选择。

(3)手指配件:手指配件是指指套、指钩、指帽及导线等,是连接手指的辅助件。手指配件通常用于:手指关节挛缩后的牵伸;手指的被动屈/伸运动;限制手指的活动范围;手指的抗阻训练等。其制作方法分别是:①指套:采用人造革或尼龙搭扣制成。制作时剪一条2.5cm×10cm的材料,两端对折后在距顶端1cm处的中点先用打孔器开一个小孔,再用铆钉枪将爆开铆钉固定在小孔内,最终成为一个直径2.5~3cm的环形套;②指钩:是粘贴在指甲上的小钩,采用0.8mm钢丝制作,也可以利用衣领扣的阳扣替代;③指帽:作用与指钩基本相同,多为硅胶套、棉布套,戴在手指上,导线缝在指帽末端,拉动导线使手指作屈曲状牵引;④导线:一般采用尼龙丝或塑胶丝,一端与指套、指钩、指帽连接牵引手指,另一端与橡皮筋或螺旋式弹簧相连。

5. 安装固定带 根据矫形器的长度和肢体部位确定固定带安装的位置。分别安装在手部、腕部及前臂近端。常选择尼龙搭扣固定带或帆布固定带。

【实训结果】

1. **掌握** 腕功能位固定矫形器的制作方法。
2. **熟悉** 腕功能位固定矫形器的临床应用。
3. **了解** 低温热塑板材与高温热塑板材的性能差异。

【思考题】

低温热塑板材制作矫形器的适应证有哪些?

(时人杰)

实训十三　截瘫助行矫形器的结构与使用

【实训目的】

1. **掌握**　截瘫助行矫形器的结构特点。
2. **熟悉**　脊髓损伤病人使用截瘫助行矫形器之前与佩戴训练。
3. **了解**　脊髓损伤病人使用截瘫助行矫形器的条件。

【实训准备】

1. 至少准备一种常见的截瘫助行矫形器，如往复式截瘫助行矫形器(RGO)1具。
2. 平行杠1架。
3. 力量训练器材若干。
4. 电动起立床1张。

【实训内容】

1. 几种常见截瘫助行矫形器的结构特点

(1)互动式截瘫助行矫形器(WO)：由两部分组成。①互动式铰链装置：通过运用重力势能提供交替迈步的动力；②膝踝足矫形器：该KAFO用于支撑双腿，为支撑站立平衡提供必要保证。互动式铰链装置安放在会阴部下方，连接双侧KAFO的内侧支条，只允许下肢在矢状面运动，在行走过程中有效避免了双下肢间的磕、碰、缠现象。

(2)往复式截瘫助行矫形器(RGO)：由一对髋铰链、两个与髋铰链相连接钢缆作为其核心部分，还包括与之相接的上躯干部分和大腿矫形器部分。髋铰链的上下支条分别将躯干部分和大腿矫形器连接成一体，形成稳定体。躯干部分由侧向支条和前后固定躯干腰带以及骨盆臀围组成，下部的大腿矫形器部分由两个不带双腿内侧支条、但包裹膝关节内侧髁的AFO组成。

(3)改进往复式截瘫助行矫形器(ARGO)：与RGO相似，改进型往复式截瘫助行矫形器将两条与髋铰链连接的钢缆改为一条钢缆，减少了摩擦力，提高传动效率；膝部结构也作了一定的改进，增加了膝髋关节助伸气压装置。

(4)向心往复式截瘫助行矫形器(IRGO)：特点在于用连接两侧髋铰链的连杆装置代替RGO的双钢索发挥助动功能，这种连杆装置的设计要比RGO耐用。另外，IRGO的髋铰链有一种特殊结构，可以使矫形器的大腿部分能快速拆离，可便于脊髓损伤需导尿的病人佩戴IRGO。为了方便病人佩戴，IRGO的AFO部分通常做成外置式。

2. 截瘫助行矫形器的使用

(1)脊髓损伤病人使用截瘫助行矫形器之前的训练

1)站立训练:在站立床的辅助下进行站立训练,以增加心肺适应能力和促进下肢血液循环,对长期卧床的病人,此项训练尤其重要。

2)被动关节活动度训练:治疗师帮助病人行髋关节、膝关节、踝关节等被动关节活动度练习。踝关节是否能保持在功能位,膝关节被动伸屈活动是否自如,髋关节的伸髋功能是否有障碍,直接影响到配用往复式步行器后的站立和行走效果。

3)上肢肌力及躯干残存肌力的训练:由于使用步行矫形器的病人行走时必须借助肘拐或助行器来移动身体的重心和保持身体平衡,故对上肢及躯干残存的力量要求较高,特别需要加强向下方支撑的肌力训练。

4)平衡、转移训练:在治疗师的指导下进行翻身起坐、长腿坐位平衡训练及坐位平衡、转移训练。正确独立的坐姿对截瘫病人进行转移及自行完成步行矫形器的佩戴很重要,也是病人走向自立很重要的一步。

(2)脊髓损伤病人佩戴截瘫助行矫形器训练

1)站立平衡训练:开始使用截瘫助行矫形器进行站立训练时,应让病人扶助行器或平行杆先保持站立平衡,病人背面靠近墙面或训练床,治疗师站在病人前方或侧方保护,以增加病人的安全感。

2)步态训练:首先向病人解释步行矫形器的工作原理,然后由康复治疗师演示步行的方法,当病人理解后再开始进行步行训练。开始练习步行的关键是培养正确的步态,让病人自己体会佩戴截瘫助行矫形器后步行的方法。当病人对步行器适应以后,可逐步进行对步行器的穿脱训练,穿脱截瘫助行矫形器对病人的坐位平衡、腰腹肌力量及动作的协调性要求较高,多数病人需经过一段时间的练习才能自行穿脱。

(3)截瘫助行矫形器的调整

1)最初使用截瘫助行矫形器时,应注意肢体各关节与助行矫形器相应关节是否等高,髋骶金属半环与病人的臀部是否匹配,如不合适,应及时修改和调整行走器。还要检查有无皮肤受压,特别是内外踝及骶部皮肤。对有褥疮的病人,可在局部加厚衬垫,避免患部受力。

2)调整行走器的目的是通过调节行走器的结构和力线使病人重心中立,使之在无拐杖支撑情况下能够平稳站立。因久坐轮椅的病人站立时有后倾习惯,可通过加厚鞋跟高度、调节前后钢索张力及胸背部束带松紧度等方式调整重心,使病人全脚着地、全身肌肉放松时,身体应垂直于地面。出现身体侧方倾斜时,可通过延长或缩短一侧步行器的长度或改变行走器的内收外展程度加以平衡。病人站立时,以略微前倾为正确姿势。

3. 脊髓损伤病人使用截瘫助行矫形器的条件

(1)病人心理状况:由于各种原因,病人如无生活自理、自立及康复的愿望,无依靠自己的艰苦训练站立起来的决心,应用步行矫形器将是困难的。而良好的心理素质、积极的恢复欲望、明确康复目标、主动配合相关训练,是病人成功装配步行矫形器的关键。

(2)脊髓损伤水平:截瘫助行矫形器的应用还要根据 SCI 的损伤平面。对于 T_6 以上的高位胸髓损伤病人应慎重,必须结合病人的年龄、体型、上肢的力量、躯干的控制能力及腹肌的力量等因素综合考虑。

(3)脊柱稳定性:脊柱稳定性是应用步行矫形器的关键。创伤后脊柱的稳定受到破坏,必要时要增加相应的外固定。适当选择应用外科手术植骨融合内固定,早期重建脊柱稳定性是预防脊髓继发性损伤、开展早期康复的重要条件,也是应用截瘫助行矫形器的必要条件。

(4)病人的身体素质:应用截瘫助行矫形器步行比正常人消耗的体力大,病人应有较好的臂力、心肺功能、平衡及独立床- 椅转移能力、体重适当、下肢没有明显的畸形和挛缩。年老、体弱、严重关节屈曲挛缩,严重褥疮、髋关节脱位、上肢肌力受限者,心肺功能不全或伴有其他严重器质性病变的截瘫病人禁用或慎用截瘫助行矫形器。

【实训结果】

1. **掌握** 往复式截瘫助行矫形器的结构。
2. **熟悉** 脊髓损伤病人佩戴往复式截瘫助行矫形器的训练方法。
3. **了解** 脊髓损伤病人使用的往复式截瘫助行矫形器条件。

【思考题】

1. 行走对脊髓损伤病人的意义。
2. 截瘫助行矫形器的类型及临床应用。

(时人杰)

实训十四　下肢免荷式矫形器的结构与使用

【实训目的】

1. **掌握**　下肢免荷式矫形器的结构组成、免荷原理。
2. **熟悉**　下肢免荷式矫形器的使用、检查方法。
3. **了解**　各种类型下肢免荷式矫形器的结构特点。

【实训准备】

1. 复习影响骨折愈合的因素。
2. 复习免荷式矫形器在骨折康复中的作用。
3. 小腿免荷式矫形器、大腿免荷式矫形器各1具。

【实训内容】

1. 下肢免荷式矫形器的结构组成

(1)小腿免荷式矫形器的组成:塑料制接受腔、双侧金属支条、步行足镫,也可整体采用塑料制作。

(2)大腿免荷式矫形器的组成:塑料、金属环制四边形接受腔、双侧金属支条、膝关节、步行足镫。若使用活动的膝关节,步行时比较困难,也会降低免荷效果,因此多采用带制动锁的膝关节。

2. 下肢免荷矫形器的免荷原理

(1)小腿免荷式矫形器的免荷原理:与PTB小腿假肢原理相同,用髌韧带支撑体重,体重从髌韧带经过两侧金属支条传导至地面,从而使接受腔以下的小腿和足部免荷。足部完全离开地面达到完全免荷,足部不离开地面,为部分免荷式。

(2)大腿免荷式矫形器的免荷原理:与大腿假肢原理相同,用坐骨结节支撑体重,体重从坐骨结节经过两侧金属支条传导至地面,从而使接受腔以下的股骨、小腿和足部免荷。根据足部是否完全离开地面也可分为完全免荷式和部分免荷式两种。

3. 佩戴小腿免荷式矫形器,体验并讨论使用矫形器免荷的感觉。

4. 使用下肢免荷式矫形器的检查要点　以小腿免荷式矫形器为例:

(1)矫形器的髌韧带部位能良好的承重,为避免局部压力过大,胫骨髁的斜面也能承担一定负荷。

(2)佩戴矫形器后下肢肢体的承重线在矢状面和冠状面都有正确的对线,足蹬应位于足舟骨下方。

(3)矫形器的底部足蹬、足托和鞋底部都应成摇椅状,以便于足的先前滚动。

(4)鞋底距离足蹬应有 3~5cm 的空间,以确保病人站立、步行中足尖不会触地。

(5)健侧的鞋底应补高,以保证佩戴矫形器后双下肢等长。

【实训结果】

1. **掌握** 小腿免荷式矫形器、大腿免荷式矫形器的结构特点。
2. **熟悉** 小腿免荷式矫形器、大腿免荷式矫形器的工作原理。
3. **了解** 小腿免荷式矫形器的检查要点。

【思考题】

1. 哪些疾病适合佩戴小腿免荷式矫形器?
2. 哪些伤病适合佩戴大腿免荷式矫形器?

(时人杰)

实训十五　大腿截肢后的残肢处理

【实训目的】

1. **掌握**　大腿残肢的绑带包扎方法。
2. **熟悉**　大腿截肢后正确的残肢摆放方法。
3. **了解**　大腿截肢后的残肢处理内容。

【实训准备】

1. 复习大腿截肢后残肢正确体位的保持方法。
2. 复习促进大腿残肢皱缩定型的加压包扎方法。
3. 复习弹力绷带包扎残肢的基本原则。
4. 弹性绷带 2~4 卷。

【实训内容】

1. **大腿残肢的功能位摆放**　目的是防止大腿屈髋畸形或者外展畸形的发生。

(1)大腿截肢后应将髋关节保持伸直位,且不要外展。

(2)尽量采取俯卧位休息。

2. **大腿残肢的包扎方法之一**　从前方腹股沟开始缠绕包扎。

(1)从前方腹股沟部开始,完全绕过残端,到后方臀大肌沟部,至少往返两次。

(2)在后方折返后,从内向外缠绕数次,以防向下滑脱。

(3)从残端尖部向上方“8”字形缠绕,近松远紧,越到尖部越紧。

(4)为了固定好,可绕过对侧髋部上方,在残端外方交叉。

(5)从骨盆斜下的绷带,至少要两次,至少覆盖会阴部,以防裸露部分的突出肌肉。

(6)最后绕过腰部结束。

3. **大腿残肢的包扎方法之二**　从股骨大转子开始缠绕包扎。

(1)从股骨大转子开始,经腹部向腰部缠绕。

(2)沿腹股沟缠绕。

(3)“8”字形缠绕残肢末端。

(4)继续缠绕,直至在残肢前方结束包扎。

【实训结果】

1. **掌握**　至少一种大腿残肢的绷带包扎方法。

2. **熟悉** 大腿截肢后残肢的功能位摆放方法。
3. **了解** 大腿截肢后残肢处理的重要性。

【思考题】

比较两种大腿残肢包扎方法的异同。

（吴志彬）

实训十六　小腿截肢后的残肢处理

【实训目的】

1. **掌握**　小腿残肢的绑带包扎方法。
2. **熟悉**　小腿截肢后正确的残肢摆放方法。
3. **了解**　小腿截肢后的残肢处理内容。

【实训准备】

1. 复习小腿截肢后残肢正确体位的保持方法。
2. 复习促进小腿残肢皱缩定型的加压包扎方法。
3. 复习弹力绷带包扎残肢的基本原则。
4. 弹性绷带 2~4 卷。

【实训内容】

1. **小腿残肢的功能位摆放**　膝关节完全伸直,尤其是坐位时更要注意。目的是防止膝关节屈曲畸形的发生。

2. **小腿残肢的包扎方法之一**　对角包扎法。

(1)从膝前方开始,向残肢对角缠绕。

(2)“8”字形包扎末端,沿髌骨缘向膝上方缠绕。

(3)膝上环行缠绕一圈。

(4)从后方向前方呈对角线缠绕残肢末端。

(5)继续缠绕,最后在残肢前方结束包扎。

3. **小腿残肢的包扎方法之二**　折返包扎法。

(1)前方从髌骨下方开始,后方到腘窝部,至少往返两次。

(2)从后方折返绷带,然后由内向外环绕数次,以防绷带滑脱。

(3)“8”字形环绕残肢末端。

(4)从残肢末端向近端缠绕,一直绕到股骨髁上。

(5)最后在残肢前方结束包扎。

4. **小腿残肢的包扎方法之三**　环形起始包扎法。

(1)从膝上方开始,缠绕大腿一圈。

(2)从残肢后方从前方缠绕。

(3)"8"字形环绕残肢末端。

(4)避开髌骨缠绕,直至在残肢前方结束包扎。

【实训结果】

1. **掌握** 至少一种小腿残肢的绷带包扎方法。
2. **熟悉** 小腿截肢后残肢的功能位摆放方法。
3. **了解** 小腿截肢后残肢处理的重要性。

【思考题】

小腿残肢包扎为什么要避开髌骨缠绕?

(吴志彬)

实训十七　认识小腿假肢的结构

【实训目的】

1. **掌握**　小腿假肢的结构组成。
2. **熟悉**　小腿假肢的承重部位、假脚的类型。
3. **了解**　各种类型假脚的特点。

【实训准备】

1. 复习小腿假肢的结构。
2. 复习小腿假肢接受腔的类型及其承重部位和悬吊方式。
3. 复习小腿假肢假脚的类型及特点。
4. 髁部夹持式小腿假肢 1 具。
5. 静踝脚、动踝脚、储能脚各 1 个。
6. 假肢工具 1 套。

【实训内容】

1. 小腿假肢的结构组成

(1) 小腿假肢接受腔。

(2) 足踝机构。

(3) 连接件。

2. 髁部夹持式接受腔的特点　髁部夹持式接受腔是髁部插楔式接受腔的改进型，前壁向上延伸到髌骨上缘，在髌骨处开槽；两侧壁向上延伸到股骨内髁且具有一定弹性，在股骨内上髁上缘有一向内凸起楔状突起，起悬吊作用。这种小腿接受腔的承重合理，悬吊力强，残肢活塞作用小，穿脱十分方便，适合于各部位小腿截肢病人。

3. 小腿假肢的主要承重部位　以髌韧带承重为主。

4. 小腿假肢的悬吊方式　利用股骨内、外髁的两个耳状侧面夹住股骨髁进行悬吊，即解剖悬吊。

5. 假脚的类型

(1) 静踝脚。

(2) 动踝脚。

(3) 储能脚。

6. 各种类型假脚的特点

(1)静踝脚:又称定踝软跟脚,由于不设踝关节,故又称硬踝脚。这种假脚的跖趾部位设有木质脚芯;足跟部位设有楔形弹性缓冲软垫;脚的其余部分用橡胶弹性体或聚氨酯微孔弹性体制造而成。静踝脚的优点是构造简单,重量轻,价格便宜,步行中不会出现异常响声;缺点是小腿与假脚之间的踝关节角度不能调节,使用者更换跟高不同的鞋时,通常需要更换相应假脚。

(2)动踝脚

1)单轴动踝脚:只能实现踝关节的跖屈、背伸运动。在踝关节运动轴的前、后方设有橡胶或其他弹性材料制成的踝关节跖屈、背伸缓冲垫,用于缓冲步行中足跟、足尖触地时来自地面的冲击力。一般要求:跖屈缓冲垫(后缓冲器)要比背伸缓冲垫(前缓冲器)软,缓冲垫的软硬度应根据使用者的体重来选配。跖屈缓冲垫过硬,步行中足跟触地时的缓冲性能不好,易引起足尖摆动、膝关节突然屈曲等问题;跖屈缓冲垫过软则会引起使用者站立时有后倒倾向,步行中出现拍打地面等问题。单轴动踝脚的优点是跖屈缓冲性能好,而且可调;缺点是缺乏脚的内翻、外翻运动。

2)多轴动踝脚:以万向踝脚为主。结构较复杂,一般是在踝部有一球形弹性圈,通过弹性圈的变形,实现假脚的跖屈、背伸、内翻、外翻等各个方向的运动。多轴动踝脚的优点是适合于各种不同的路况;缺点是价格相对昂贵、维修率较高。

(3)储能脚:又称为动力脚,显著结构特点是拥有一个弹性脚芯,这种弹性脚芯具有一定回弹性或储能性,即在步行的支撑中期储能,支撑后期释能,形成一个推动人体向前的助力,部分代偿小腿三头肌的收缩功能。现代储能脚广泛采用全碳纤材料制成,外加橡胶脚套,使假肢弹性更好,储能性更强。多数储能脚不具有踝关节功能,如西雅图假脚、飞毛腿假脚、斯普林碳纤脚等;而有些储能脚,如 CPTS 假脚,既有储能作用,又能完成跖屈、背伸、内翻、外翻、旋转等活动,适合于各种路面、不同体重病人的需要。

【实训结果】

1. **掌握** 小腿假肢的主要结构。
2. **熟悉** 假脚的主要类型及承重部位。
3. **了解** 各种类型假脚的特点。

【思考题】

比较髌韧带承重小腿假肢与全承重式小腿假肢的异同。

(曹 萍)

实训十八　认识大腿假肢的结构

【实训目的】

1. **掌握**　大腿假肢的结构组成。
2. **熟悉**　大腿假肢的类型。
3. **了解**　各种大腿假肢的特点。

【实训准备】

1. 复习大腿假肢的结构。
2. 复习大腿假肢膝关节的类型及特点。
3. 复习大腿假肢接受腔的类型及其承重部位和悬吊方式。
4. 吸着式大腿假肢1具。
5. 手控锁膝关节、承重自锁膝关节、四连杆膝关节、气压膝关节各1个。
6. 假肢工具1套。

【实训内容】

1. 大腿假肢的结构组成

(1)大腿假肢接受腔。

(2)假肢膝关节。

(3)足踝机构。

(4)连接件。

2. 吸着式大腿假肢的特点　吸着式接受腔,又称为四边形接受腔、坐骨支撑接受腔、横向椭圆形接受腔,依靠残肢与接受腔之间的真空悬吊。这种接受腔的优点是全接触、真空悬吊,既分担了坐骨结节承重,又具有良好的悬吊效果。缺点是:假肢承重时,残肢外展的力量易使接受腔坐骨承重面的位置外移,特别是在屈髋位足跟着地时,接受腔坐骨承重面外移导致身体承重点落在坐骨内侧软组织上,造成非承重部位受压而疼痛;对残肢上端股三角处的血管压迫较大,不利于残肢血液循环。

3. 大腿假肢的承重部位　以坐骨结节承重为主。

4. 悬吊方式　真空负压悬吊。

5. 假肢膝关节的类型

(1)按关节结构,分为单轴膝关节和多轴膝关节。

(2)按站立锁定方式,分为手控锁膝关节和承重自锁膝关节。

(3)按控制方式,分为机械控制膝关节、流体(气压或者液压)控制膝关节和智能控制膝关节。

(4)按控制功能,分为站立相控制膝关节、摆动相控制膝关节、站立相与摆动相控制膝关节。

6. 常见假肢膝关节的特点

(1)手控锁膝关节:是最简单的控制膝关节站立的稳定性机构,一旦锁上,膝关节就只能保持于伸直位,确保膝关节的稳定;当坐下时,需要用手把膝锁打开,假肢膝关节才能屈曲。手控锁膝关节主要适合于协调性差、视力差以及肌无力病人。

(2)承重自锁膝关节:是通过一个转动轴完成膝关节的伸展和屈曲,在站立相早期,身体重量向关节加载,关节的自锁机构在载荷作用下将关节锁定而不会弯曲;当使用者开始迈步行走的瞬间,人体重心落到另一侧,假肢膝关节的载荷撤销,自锁机构解锁,膝关节又可以转动而屈曲。承重自锁膝关节主要适合于老年人,以及在不平路面步态不稳的病人。

(3)四连杆膝关节:采用连杆机构,将转动中心设计为可随膝关节的屈伸而进行大范围的上下、前后移动,这种仿生膝统称为“连杆膝”。由四根连杆构成的膝关节称为四连杆膝关节,由七根连杆构成的膝关节则称为七连杆膝关节。连杆膝关节的特征:当膝关节伸展时,转动中心可大大高于连杆机械轴的位置,可减少稳定膝关节所需的髋关节后伸肌力;当膝关节屈曲时,转动中心会随膝屈曲急速下降,回到通常膝轴的位置,不会影响外观。多轴膝关节的不足是灵活性较差。主要适合于活动量相对较小,对假肢功能等级要求不高,但对稳定性要求较高的病人。

(4)气压控制膝关节:是在膝的后方,膝轴与小腿之间装置一套带有连杆的气压活塞缸,缸的气路中设置阀门。在站立中期令阀门关闭,切断气路使活塞停止运动,保证膝关节的稳定性;在摆动相,通过阻尼调节阀调整气压阻尼,控制小腿的前后摆动速度和频率,从而让使用者走出良好步态。气压控制膝关节的优点是结构较简单,体积小,对气温适应好,不存在漏油问题,一般不会出现“踢腿”现象。缺点是阻尼可调范围有限。主要适合于慢速、中速行走的病人,而不能适应跑步的需要。

【实训结果】

1. **掌握** 小腿假肢的结构组成及承重部位。
2. **熟悉** 吸着式大腿假肢的特点。
3. **了解** 假肢膝关节的分类及特点。

【思考题】

比较吸着式大腿假肢与坐骨包容式大腿假肢的异同。

(曹 萍)

实训十九　认识膝离断假肢的结构

【实训目的】

1. **掌握**　膝离断假肢的结构组成。
2. **熟悉**　膝离断假肢接受腔的类型及特点。
3. **了解**　膝离断假肢关节的特点。

【实训准备】

1. 复习膝离断假肢的结构。
2. 复习膝离断假肢接受腔的类型及特点。
3. 复习膝离断关节的特点。
4. 膝离断假肢 1 具。
5. 假肢工具 1 套。

【实训内容】

1. 膝离断假肢的结构组成

(1) 膝离断假肢接受腔。

(2) 膝离断关节。

(3) 足踝机构。

(4) 连接件。

2. 膝离断假肢的特点

(1) 接受腔：双层接受腔。内层由塑料泡沫模塑而成，残肢末端能完全承重；外层由普通接受腔材料制作，方便锤状残肢穿脱。

(2) 关节：一种特殊的连杆膝关节，如四连杆膝关节，这类膝关节通常都设有关节的恒定阻尼调节装置和伸膝辅助装置，有些还带有气压或者液压控制装置。

【实训结果】

1. **掌握**　膝离断假肢的结构。
2. **熟悉**　膝离断假肢接受腔的类型。
3. **了解**　膝离断假肢关节的特点。

【思考题】

比较膝离断假肢与大腿假肢的异同。

（曹　萍）

实训二十　下肢假肢的康复训练

【实训目的】

1. **掌握**　下肢假肢的训练方法。
2. **熟悉**　正式假肢与临时假肢的训练差别。
3. **了解**　下肢假肢康复训练的重要性。

【实训准备】

1. 复习下肢假肢的康复训练方法。
2. 大腿假肢、小腿假肢各 1 具。
3. 椅子 1 把。
4. 平行杠 1 架。
5. 体重计 2 台。
6. 平面镜 1 个。
7. 训练阶梯 1 架。

【实训内容】

1. 穿脱训练

（1）小腿假肢的穿脱训练：①佩戴假肢：病人取坐位，依次在残肢上套上残肢袜、内衬套和牵引袜，屈曲残肢膝关节，将残肢插入假肢接受腔，然后在平行杠内站立，调整身体重心，检查假肢是否佩戴合适；②脱假肢：病人取坐位，双手握住假肢接受腔向下拽出即可。

（2）大腿假肢的穿脱训练：①佩戴假肢：病人取坐位，在残肢上涂抹爽身粉，用牵引带从大腿根部开始缠绕残肢，打开大腿假肢的接受腔阀门，站起来后通过缠在残肢上的牵引带引导残肢插入假肢接受腔，随着牵引带从排气孔拉出，残肢进入接受腔，然后调整身体重心，检查佩戴情况，如不合适则重复上述步骤直至满意为止，最后安装排气阀门。关键点是要掌握接受腔阀门的使用和残肢牵引带的操作方法；②脱假肢：病人取坐位，先将接受腔阀门打开，然后双手握住假肢向下拽出即可。

2. 站立训练

（1）术后即装假肢的站立训练：术后第 1～2 天：开始患侧肢体的部分承重站立训练，每次站立时间 1～5 分钟，患肢承重 2.7～4.5kg，直到伤口愈合患肢承重均不宜超过 7～9kg。为保证安全，可采用体重计监测患肢承重情况，并让病人体会这种承重的感觉；术后 3 周：病人可使用腋拐行走,但患肢承重不宜超过 10kg。

(2)术后早期假肢的站立训练:双手扶平行杠,双脚间距与肩同宽,双脚均等承重,挺胸抬头,双眼平视前方,体会假肢承重时的感觉,待熟悉后逐渐减小双手抓握力量。

3. 左右平衡训练

(1)准备:病人面对镜子站立,双脚与肩同宽,双手扶平行杠,双眼平视前方,双肩水平,身体稍向前倾。

(2)方法:重心左右移动。开始施加在假肢侧重量仅为病人体重的 1/3,逐渐过渡到双下肢均等承重,可在健侧和假肢侧脚下各放一台体重计指示平衡。在训练过程中让病人集中精力,体会关节、身体的位置及感觉,并逐渐让病人放松握杠的双手。

(3)训练时间:每次 10~15 分钟,每日数次。

4. 前后平衡训练

(1)准备:病人双手握平行杠,双脚与肩同宽。

(2)方法:健侧向前迈出一步,身体重心从假肢侧移向健侧,移动时保持上身挺直,双眼平视前方,向前移动至假肢侧脚跟抬起为止,向后移动至健侧脚尖抬起为止。之后,将健侧向后退半步,假肢在前,健侧在后,做同样的重心移动训练。训练时集中精力,让病人领悟动作要领,体会身体、关节和脚板的位置,同时注意左右平衡的保持。

(3)训练时间:每次 10~15 分钟,每日数次。

5. 完全承重训练

(1)准备:病人由双手握杠到单手握杠,进一步过渡到双手不用扶持。在不扶持的情况下,进行前后左右的重心移动、上身转动以及双上肢活动等,达到这些功能之后开始患肢的完全承重训练。

(2)方法:采取假肢单腿站立训练法,即提起健侧,将健肢置于假肢的前方,内收髋关节,单次站立时间不少于 5~10 秒,体力较好时可尽量延长站立时间。

(3)训练时间:每次总时间约 1 小时,每日 2 次,上、下午各 1 次。

6. 迈步训练 先进行健侧站立、假肢侧的迈步练习,之后过渡到假肢侧站立、健侧迈步练习。

(1)假肢迈步训练:①将假肢退后一步,使假肢承重;②使残肢前屈,屈曲假肢膝关节,小腿摆向前方;③假肢足跟着地时,使假肢膝关节完全伸直,并以残肢向后推压接受腔后壁;④假肢侧臀大肌用力收缩,保持假肢膝关节于伸直位,防止膝关节突然屈曲。

(2)健肢迈步训练:①将健肢退后一步,使健侧承重;②将体重移向假肢侧,腰身挺直迈出健肢,迈出距离要尽量大;③提起假肢脚跟部,使脚尖部位承重,弯曲假肢膝关节。此项训练的重点是通过大幅度地迈出健肢来伸展假肢侧的髋关节,让病人体会假肢后蹬时的感觉。

7. 步行训练

(1)方法:训练时上身挺直,双眼平视前方,从正前方迈出假肢,步幅要大。在假肢支撑期,尽量减小步宽,使骨盆在假肢上方水平移动。转向训练时,让病人将体重放在处于身后的假肢脚趾部,在这一位置上做旋转(以脚趾部为支点),还可采用双足跟为轴进行旋转。

(2)训练时间:大腿假肢训练 12~15 来回,小腿假肢训练 18~22 来回,每日 1~2 次。

8. 椅子坐、站训练

(1)座椅训练:靠近座椅,由健肢承重;将假肢侧脚尖回旋,之后将假肢脚并拢于坐姿位置;屈曲假肢膝关节,前倾上身,并以健肢承重,屈膝坐到椅子上。

(2)站起训练:健肢脚挪向后方,假肢脚置前,上身前倾;用健肢承重,伸展髋关节和膝关节从而站起来。

9. 地板坐站训练

(1)地板站起训练:假肢在下,双手横向触地;屈曲健肢,双手支撑体重;手和健肢同时用力抬起身体,假肢向前站立。

(2)坐地板训练:健腿支撑体重,假肢脚置于健肢脚后半部;弯腰,随后屈髋,健肢承重,下蹲;双手下垂撑地,慢慢坐下。

10. 上下楼梯训练

(1)上楼梯:健肢先上,再将假肢抬起并拢,如此逐级上台阶。

(2)下楼梯:先下假肢,再下健肢与之并拢,逐级台阶下来。双脚交替下楼梯只在健肢肌力较强而残肢较长的情况下才可进行。下台阶时假脚前三分之二要伸出台阶边缘,假肢承重,健脚下一步,健脚着地时假肢屈膝,假脚迈下一步,逐级下台阶。

11. 上下斜坡训练

(1)上斜坡:健肢步长要大些,残肢屈髋后假肢再迈步,躯干尽量前倾,保证重心靠前。

(2)下斜坡:假肢步长要小些,健肢快步跟下,保证重心靠后,谨防失去平衡而跌倒。

12. 越障训练

(1)向前跨越时:假肢承重,健肢先跨,然后健肢承重。身体尽量前倾,残肢屈髋带动假肢跨过障碍物。

(2)横向跨越时:健肢靠近障碍物站立,假肢承重,健肢先横跨过障碍物,然后健侧承重,以健脚为轴心,假肢向前上方抬起跨过障碍物。

【实训结果】

1. **掌握** 假肢的穿脱训练、迈步训练。
2. **熟悉** 下肢假肢训练步骤。
3. **了解** 下肢假肢的主要训练内容。

【思考题】

病人进行步行训练之前需达到哪些条件?

(张 克)

实训二十一 下肢假肢的初检

【实训目的】

1. **掌握** 下肢假肢的初检方法。
2. **熟悉** 假肢初检的含义。
3. **了解** 假肢初检的内容。

【实训准备】

1. 复习下肢假肢的初检方法。
2. 吸着式大腿假肢 1 具。
3. 皮尺 1 卷。
4. 红外对线仪 1 套。

【实训内容】

1. 下肢假肢的初检内容

(1)与处方对照检查。

(2)穿假肢站立位检查。

(3)穿假肢坐位检查。

(4)穿假肢步行检查。

(5)脱下假肢后的检查。

2. 下肢假肢的初检步骤及方法

(1)与处方对照:是否按处方要求制作,是否达到处方要求。

(2)站立位检查:两脚分开与肩同宽,在双腿均匀承重状态下进行检查。检查内容如下。

1)佩戴假肢后的检查:残肢是否完全、正确地纳入接受腔内,骨突处或瘢痕处有无不舒适感。

2)假肢内外侧的对线:假脚是否平放于地面,接受腔上缘有无缝隙或者压迫感。

3)假肢前后侧对线:接受腔初始屈曲角度是否过大,接受腔相对于假脚位置是否适合,承重时膝关节是否稳定,有无打软腿的现象。检查膝上假肢时,还要注意坐骨结节是否恰好坐于接受腔的坐骨支撑面上。

4)假肢长度:假肢长度是否正确,假肢长度允许比健侧短 10mm 以内。

(3)坐位检查

1)在病人要坐下时,残肢与接受腔是否服帖,接受腔是否有脱出现象。膝上假肢的接受腔前壁上缘有无压迫,内侧对耻骨有无压迫;接受腔坐骨承重部位对后肌群有无压迫。

2)坐在椅子上时,小腿部分与地面是否垂直,假脚方向是否与健侧相对称、有无翘起和内外翻现象。膝关节屈曲是否达到或超过90°,腘窝部软组织有无挤出现象,腘绳肌腱部位是否疼痛,残肢有无不适感。

3)由坐位站起时,假肢膝关节、踝关节是否转动自如;提起假腿时,辅助伸展装置是否妨碍膝关节完全屈曲;是否出现异常声响。

4)从前方看膝关节的高度、从上方看大腿的长度与健侧相比是否合适,允许假肢侧比健侧短10mm以内。

(4)步行检查:从前后、侧面观察病人步行,特别注意足底着地时膝关节的动作和左右侧步频、步长。

1)步行时是否有特殊不适感,残肢与全接触接受腔之间是否有移动,残肢与非全接触接受腔之间的移动是否在允许范围内,是否有异常声响。

2)假脚的外旋角度是否与健侧相同,步宽、步幅是否均匀。

3)上、下楼梯和上、下斜坡是否顺利,能否顺利地蹲下站立。

4)病人自我感觉检查:假肢是否会夹衣服,各轴转动是否自如,假肢的悬吊是否良好,残肢远端是否感觉疼痛等。

5)用视诊、触诊检查:接受腔内壁和前壁上缘部分的软组织是否隆起,接受腔的外壁是否与残肢的外侧保持紧密和均匀的接触。步行运动时接受腔与残肢的位置关系有无改变,坐骨结节是否从坐骨支撑面上偏移。

6)从后方观察,是否存在外展步态、躯干侧倾、画弧步态、足跟内(外)甩。

7)从前方观察,足跟触地时假脚是否向外扭转。

8)从侧方观察,腰椎过度前凸,假脚拍地和踮脚步态等。

(5)取下假肢后的检查

1)残肢检查:残肢有无红肿、变色、出汗及擦伤,承重部位和免压部位是否适当、有无变红,残端有无红肿、变紫或结块,接受腔的长度与残肢的长度是否一致。

2)假肢检查:病人对假肢的外观、功能、穿着感的满意度,假肢重量≤3.5kg。

【实训结果】

1. **掌握** 下肢假肢在站立位的检查。
2. **熟悉** 假肢初检对假肢使用的重要性。
3. **了解** 下肢假肢的初检内容。

【思考题】

假肢初检的重要性有哪些?

(张 克)

实训二十二　认识上肢假肢的结构

【实训目的】

1. 掌握　主要类型上肢假肢的结构组成。
2. 熟悉　索控式和肌电上肢假肢的控制方式。
3. 了解　不同类型上肢假肢的优缺点。

【实训准备】

1. 复习上肢假肢结构的知识。
2. 装饰性前臂假肢、肌电前臂假肢、索控式前臂假肢、上臂假肢、肩离断假肢各1具。
3. 角度测量尺1把。

【实训内容】

1. 观察各种类型的上肢假肢,指出各部分的名称。

(1)上肢假肢的主要分类

1)按截肢部位分为部分手假肢、腕离断假肢、前臂假肢、肘离断假肢、上臂假肢、肩离断假肢,

2)按照用途分为装饰性假肢和功能性假肢。

3)按照力源分为自身力源假肢、体外力源假肢和混合力源假肢。

(2)上肢假肢的主要结构

1)上肢假肢接受腔:指包容上肢残肢的部分,是人体上肢残肢与假肢连接的界面部件,是上肢假肢的人-机系统的接口,对支配和悬吊假肢有重要作用。

2)假手:上肢假肢的末端装置,它是代偿手部外观和功能的假肢部件。假手种类较多,主要分为装饰性假手、索控式假手、电动假手和工具手等。

3)腕关节:用于假手与前臂相连接。

4)肘关节:主要用于装配肘离断假肢、上臂假肢和肩离断假肢,连接假肢的上臂和前臂,代偿人体肘关节的屈伸功能。对肘关节的要求是,除了可控的屈曲运动外,病人能以最小的力使肘关节在任意位置固定。

5)肩关节:用于装配肩离断假肢,连接上臂与肩部接受腔,主要代偿人体肩关节的屈曲、外展功能。主要类型有隔板式肩关节、万向式肩关节和外展肩关节。

6)悬吊装置:上肢假肢在截肢者佩戴时受到假肢自重和所提携物品所产生的向下拉力,

必须通过必要的接受腔结构或附加的固定装置来实现假肢的悬吊。同时,还必须克服假肢接受腔与残肢之间的相对旋转与侧向运动,使截肢者能够利用残肢良好地操纵假肢的各种动作。肘离断假肢、腕离断假肢、前臂假肢可以利用适当的骨性结构用接受腔进行悬吊,如肱骨髁、尺骨茎突、桡骨茎突等。其他类型假肢主要通过背带来实现悬吊。

7)控制系统:主要指在自身力源假肢中利用控制索系统,或者在体外力源假肢中利用残肢肌电信号、开关或声音控制上肢假肢动作的系统。

2. 活动假肢各关节,观察比较其运动特征,测量其活动范围。

3. 比较装饰性上肢假肢、索控式假手和肌电假手的结构和控制方式的差异,总结三种类型的上肢假肢的优缺点和适用范围。

【实训结果】

1. **掌握** 索控式前臂假肢的结构和组成。
2. **熟悉** 上肢假肢的不同控制方式。
3. **了解** 三种类型上肢假肢的功能特点。

【思考题】

上肢假肢主要通过哪些结构实现哪些功能?

(张 克)

实训二十三　前臂假肢的明斯特接受腔与西北大学式接受腔比较

【实训目的】

1. **掌握**　明斯特接受腔、西北大学式接受腔的结构特点、选配和使用。
2. **熟悉**　两种接受腔的优缺点，两种接受腔的佩戴要点。
3. **了解**　两种接受腔的相关历史。

【实训准备】

1. 学生做好课前预习，识记和理解明斯特接式接受腔和西北大学式接受腔的相关理论知识。

（1）明斯特接受腔：是一种包髁式接受腔，是1950年德国明斯特大学Hepp和Kuhn教授发明的，采用包容肱骨髁和鹰嘴上部的悬吊，接受腔口型尽量接近肱二头肌腱口形成一个腱槽，可省去固定于上臂的皮围背带、环带和肘关节铰链。其适用范围广，长、短残肢都可以用，尤其适用于安装前臂肌电假手。

（2）西北大学式接受腔：也称诺斯伟思顿式接受腔，也是一种髁部悬吊式前臂接受腔，由美国西北大学于1971年开发，与明斯特式接受腔区别在于腔的前臂肘弯处根据前臂残肢长度割出一定长度的口型。由于前侧的开口，更适宜肘关节的屈伸活动。此外，外髁部的包容性更大，更适用于中、长残肢。

2. 明斯特接受腔和西北大学式接受腔各1具。
3. 前臂截肢者1例。

【实训内容】

1. 在实训老师的带领下，以小组为单位分别为组内前臂截肢者佩戴两种接受腔，学生负责观察两种接受腔的佩戴以及活动时情况，并进行比较。观察比较的主要内容如下：

（1）检查处方要求。

（2）检查穿戴是否容易和是否能穿戴到正确位置。

（3）检查接受腔与残肢是否伏贴和受压的程度。

（4）检查对线是否符合生物力学要求。

（5）检查假肢长度、重量。

（6）检查肘关节屈伸角度。

（7）检查操控系统的操纵效率。

(8)检查假肢佩戴后完成日常生活活动的情况。

2. 记录实训结果，并撰写实训报告，实训老师总结。

【实训结果】

1. **掌握** 明斯特接受腔和西北大学式接受腔的结构。
2. **熟悉** 明斯特接受腔的优缺点。
3. **了解** 前臂接受腔的发展历史。

【思考题】

比较两种前臂接受腔的结构特点、选配以及佩戴要点。

（李启正）

实训二十四　前臂假肢的选配

【实训目的】

1. **掌握**　前臂假肢的类型及选配。
2. **熟悉**　前臂假肢的结构。
3. **了解**　前臂假肢的优缺点与使用范围。

【实训准备】

1. 学生做好课前预习，识记和理解前臂假肢选配的相关理论知识。
2. 索控式前臂假肢、肌电控制前臂假肢各 1 具。
3. 前臂截肢者 1 例。

【实训内容】

1. 在实训老师的带领下，以小组为单位分别为组内前臂截肢者做选配前的功能评定，包括疼痛、肿胀、伤口愈合情况、残肢的长度、形态、相邻关节的活动度、肌肉力量等等。并了解每个截肢者对假肢功能的需求等情况。

2. 依据评估结果，小组讨论制定出假肢的选配方案，可设计装饰性前臂假肢，也可设计功能型假肢，包括索控式前臂假肢、电动或肌电控制前臂假肢及工具手、勾状手。

3. 记录实训结果，并撰写实训报告，实训教师总结。

【实训结果】

1. **掌握**　前臂假肢的选配原则。
2. **熟悉**　前臂肌电假肢的结构特点。
3. **了解**　前臂肌电假肢的优缺点。

【思考题】

1. 影响前臂假肢选配的因素有哪些？
2. 前臂假肢的发展方向。

（李启正）

实训二十五　索控式上肢假肢的五种基本控制动作训练

【实训目的】

1. **掌握**　索控式上肢假肢的五种基本控制动作，教会截肢者在佩戴索控式上肢假肢时进行训练，使其能熟练地操控和使用假肢。

2. **熟悉**　五种基本动作对索控式上肢假肢的控制原理与方法。

3. **了解**　索控式上肢假肢的发展历史。

【实训准备】

1. 学生做好课前预习，识记和理解索控式上肢假肢的相关理论知识。

2. 佩戴索控式上肢假肢者 1 名。

【实训内容】

1. 在实训老师的带领下，以小组为单位分别为组内佩戴索控式上肢假肢者进行肩胛骨外展、上抬、肩关节屈曲、后伸和前臂旋转五个动作训练。

（1）肩胛骨外展控制动作。

（2）肩胛骨上抬控制动作。

（3）肩关节屈曲控制动作。

（4）肩关节后伸控制动作。

（5）前臂旋前、旋后控制动作。

2. 熟悉各个动作对假肢的控制原理，并观察每个动作对假肢的控制是否准确、灵敏，达到处方要求，没有达到者提出改进方案。

3. 记录实训结果，并撰写实训报告，实训老师总结。

【实训结果】

1. **掌握**　索控式上肢假肢的五种基本动作要领。

2. **熟悉**　五种基本动作对索控式上肢假肢的控制原理。

3. **了解**　索控式上肢假肢与肌电式上肢假肢的异同。

【思考题】

1. 五种基本动作如何控制上肢假肢?
2. 如何提高每种动作控制的准确性和灵敏度?

（李启正）

实训二十六　上肢肌电假肢的肌电信号检测与定位

【实训目的】

1. **掌握**　表面肌电信号的测试与定位。
2. **熟悉**　肌电测试仪的使用,肌电假肢的工作原理。
3. **了解**　肌电假肢的发展历史及动向。

【实训准备】

1. 学生提前做好课前预习,识记和理解上肢肌电假肢的肌电信号检测定位的相关理论知识。

2. 肌电测试仪 1 台。

3. 前臂截肢者 1 例。

【实训内容】

1. 在实训老师的带领下,以小组为单位分别熟悉肌电测试仪的使用,并为组内前臂截肢者进行腕屈、伸和肘屈、伸肌电信号的检测,并确定最佳信号的位置。

(1)熟悉肌电测试仪的使用和操作流程。

(2)肌电检测方法。

1)首先在初步确定的皮肤电极部位画上标记,然后将肌电假手的皮肤表面电极放到标记处,用橡皮带扎牢,让病人用另一手握住电极。如果是前臂截肢者可以将接地电极用橡胶带捆绑在上臂,请截肢者放松残肢后进行测试。

2)正式检测前,教会截肢者学会做患肢的伸指、伸腕和屈指、屈腕动作。

3)当截肢者掌握了患肢运动后,开始正式检测,观察左右两侧电表上的指针。如果背伸侧的指针达到 60μV,另一侧未达到 20μV,就算成功。

4)然后用同样的方法测定主动屈指、屈腕的两个表的电压值。

(3)皮肤肌电信号要求

1)有足够的肌电信号强度,一般应大于 60μV。

2)在发出该组肌肉信号的同时,拮抗肌所产生的肌电信号干扰少,不超过 20μV。

3)主动收缩肌肉产生的电信号稳定性高。

(4)皮肤电极位置的选择:皮肤表面电极收集的肌电信号是一组肌群的电信号。各个残肢由于截肢部位不同,残留的肌肉情况不同,导致信号的强弱不同,可能引出最强肌电信号的部位也不同,需要截肢者配合测试者应用电极按上述方法在残肢上寻找肌电信号更好的部位。

2. 每种测试反复做三次,取平均值,记录数据,并撰写实训报告,实训老师总结。

【实训结果】

1. **掌握** 表面肌电信号的检测方法。
2. **熟悉** 肌电假肢的工作原理。
3. **了解** 肌电假肢的发展方向。

【思考题】

肌电假肢的工作原理以及未来的发展方向。

(李启正)

实训二十七　认识标准型轮椅

【实训目的】

1. **掌握**　标准型轮椅的结构组成。
2. **熟悉**　轮椅尺寸与大小的测量方法。
3. **了解**　轮椅使用过程中常见问题的判断以及解决方法。

【实训准备】

1. 了解轮椅的结构及使用。
2. 复习相关章节内容。
3. 准备标准型轮椅 1 部;测量用座椅、皮尺等;轮椅拆卸工具 1 套。

【实训内容】

1. 介绍标准型轮椅的基本结构

(1)展示标准型轮椅,将轮椅各部件分类讲解:轮椅由车架连接组合各部分,构成三个配套的功能系统,即身体支撑系统(包括椅座、靠背、扶手、脚踏板等)、驱动转向系统(包括驱动轮、手推轮、转向轮等)和制动系统(制动装置和操作手柄)。

(2)如有条件,现场拆卸轮椅,具体介绍各部件名称,结构特点以及功能。

2. 轮椅尺寸与大小测量

(1)轮椅尺寸,大小的合适与否直接影响乘坐者的舒适度,安全性,操作能力等。

(2)测量准备:受试者穿着普通衣物,端坐于测量用轮椅上,髋关节和膝关节屈曲 90°,足底着地,有支具者要佩戴支具。

(3)座位高度:指轮椅座位到地面的垂直距离。

测量腘窝至地面的高度,一般 45~50cm。座高过高,轮椅不能靠近桌子;座高过低,则坐骨承受重量过大。

(4)座位宽度:指轮椅两侧扶手挡板之间的距离。

测量坐位时两侧臀部最宽处的距离再加 5~6cm,一般为 38~48cm。座位过窄,进出轮椅较困难,臀部以及大腿组织受到压迫;座位过宽则不易坐稳,操作轮椅不方便同时不省力。

(5)座位深度:指轮椅靠背到座位前缘之间的距离。

测量臀部向后最凸出处至腘窝的水平距离再减 6cm,一般为 41~43cm。座位过浅,坐骨承重过大;座位过深易压迫腘窝影响局部血液循环,并易刺激该处皮肤产生压疮。

(6)扶手高度:指轮椅座位到扶手之间的垂直距离。

测量在手臂自然下垂肘关节屈曲90°时,肘下缘至轮椅座位的距离再加2~2.5cm,一般为22~25cm。扶手过高,上臂被迫上抬,易产生疲劳;扶手过低,则需要将上半身前倾保持平衡,不仅易产生疲劳,同时会影响呼吸。

(7)驱动轮与手推轮的间距:最佳距离为5cm。这个距离下乘坐者的躯干肌肉和手臂肌肉都处于较轻松的状态,可以更高效更舒适地完成轮椅前进的运动。

(8)靠背高度:指轮椅座位至靠背上缘的尺寸。靠背越高越稳定;靠背越低,躯干上部以及上肢的活动范围越大。

普通靠背(腰背承托):测量轮椅座位到腋窝的实际距离再减去10cm,不妨碍肩胛骨的运动,适宜自行推动轮椅的病人。

高靠背(高背承托):测量轮椅座位到肩部或者后枕部的实际距离。

(9)脚踏板位置:脚踏板的高度一般应与地面至少保持5cm的距离;同时保证乘坐者在端坐位时,双脚放在脚踏板上,轮椅坐垫前缘内侧4cm的部位不承重。

(10)轮椅全高:指手推把上缘离地面的高度,一般为93cm。

(11)驱动轮大小:成年人选择24寸的驱动轮为宜,过大的驱动轮使用起来需要付出巨大的体力,过小的尺寸驱动速率较低。

(12)小脚轮大小:根据要求选择。

大尺寸(6~8寸)的越障功能强,适合经常出入路面不平整的乘坐者使用。小尺寸(3~5寸)的灵活,转动空间大,适合活动较多的乘坐者使用。

演示与讲解结合进行,强调规范化测量以及不正确测量可能造成的不良后果。

3. 轮椅质量检验要点

(1)外观:查看轮椅电镀以及喷漆的质量;手推轮光滑无毛刺;座位和靠背的绷带牢固,不松懈。

(2)稳定性:四轮同时着地,重心稳定,身体靠在椅背上无后翻倾向,上半身向前探无前倒倾向;空车推进无跑偏。

(3)安全性:刹车制动装置牢固,制动快捷有效。

(4)功能性:各部件的安装、开合、调节灵活可靠。轮胎气压符合标准(建议转向轮2.5bar,驱动轮3.5bar)。

(5)常规性:使用前调整好各个功能位并固定,无需经常变换调节。

4. 轮椅使用步骤及注意事项

(1)转移到轮椅:注意两个转移面尽量靠近且高度相同、稳定或用转移板相连接,轮椅与转移面成30°~45°夹角,打开轮椅,刹车制动,移开脚踏板,再进行转移。

(2)在轮椅中的坐姿与维持:保持躯干直立、两侧对称、安全舒适、功能最好的姿势;姿势异常者可用定制的特殊轮椅配套装置进行校正或维持坐姿;防止局部过度受压。

(3)轮椅使用注意事项

1)乘坐者体位正确,无前倾与歪斜,双手放于扶手上,双足踩住脚踏板,必要时用固定带束紧;行进速度宜缓慢,上下坡时注意保持相应的前倾或者后仰的体位,下坡时采用倒车推行的方法,先将轮椅前轮调转方向(护理人员站在后方,以八字步平稳站好),再慢慢后退。

2)保持轮椅座位清洁、干燥、平整、柔软、舒适,每20~30分钟进行一次体位减压。体位减压的方法为:刹车制动,双手支撑轮椅扶手,使臀部悬空并保持15秒左右;进行单侧交替减压,用一侧手推轮椅扶手，使身体向对侧倾向并抬起同侧臀部15秒，使同侧减压；前倾减压，上半身前倾尽量使重心前移15秒，进行后侧臀部的减压。

3）为便于轮椅出入，应在台阶处修建坡道并防滑，在侧面安装扶手。

4）定期对轮椅进行检查和保养，维持轮椅的正常状态。

（4）在使用轮椅过程中常见问题的判断与解决办法

1）载人轮椅跑偏：检查四个轮胎气压是否一致，轮子的安装部位是否松动或变形，辐条是否缺损。

2）行进中发出响声：检查各转动部位是否有异物、有不对称的局部松动或者过紧。

3）两侧制动力不一致：检查两侧驱动轮气压是否相同，两侧刹车位置是否一致，结构是否有形变。

4）在平地上行驶有颠簸感：检查两侧轮圈是否变形，轮胎是否破损。如轮胎未发现任何破损点，在两侧轮胎等压补气后，颠簸现象更明显，则表明一侧内胎已经严重变形，应立即更换。

5）轮椅驱动费力：检查各轮轴部位有无异物，轴承是否磨损、偏置。

6）轮椅座位变形：检查坐垫是否损坏，绷带是否松懈，轮椅骨架是否有断裂或者开焊之处。

【实训结果】

1. **掌握** 轮椅的结构组成，根据病人情况选择合适的轮椅。
2. **熟悉** 轮椅尺寸与大小的测量方法。
3. **了解** 轮椅的使用步骤及注意事项。

【思考题】

1. 选择轮椅及附件的原则是什么？
2. 轮椅的质量检查与轮椅的安全使用有何关系？

（李香平）

实训二十八　手杖的结构与使用

【实训目的】

1. **掌握**　手杖的类型及其结构特点。
2. **熟悉**　手杖的选配、使用方法。
3. **了解**　手杖使用过程中常见问题的判断以及解决方法。

【实训准备】

1. 复习助行器的相关知识。
2. 直立手杖、四足手杖各1个。

【实训内容】

1. 手杖的常见类型

(1)直立手杖。

(2)四足手杖。

2. 结构特点

(1)直立手杖:手杖是指利用腕关节及以下部位用力以助行走的器具。它可以由铝合金等轻型材料制造,也可以由木质、硬质塑料制作。根据高度是否可调,分为固定式与可调式;根据着地点数,手杖分为单足手杖和多足手杖。单足手杖通常采用木材或铝合金材料制作,主要由把手、支撑杆、套头三部分组成。单足手杖又可分为直立手杖和减力手杖。

直立手杖的把手在矢状面上是位于其着地点的后方,加上本身的直立结构,使得手杖触地时的上传震动可以直达把手,故对使用者的手(尤其是腕关节)有一定的力量要求。长期使用直立手杖,使用者会感觉手腕不适,甚至出现腕管综合征等。减力手杖的把手是位于其着地点的正上方,可以避免使用者手腕过度尺侧屈曲。减力手杖上部的“7”字形结构,可以大大减轻着地点触地时的上传力量,从而减少对上肢的慢性损伤,包括减少腕管综合征的发生等。

(2)四足手杖:多足手杖主要由把手、基座、支撑杆三部分组成,支撑面广且稳定。多足手杖又可分为四足手杖、三足手杖。四足手杖的基座有四个着地点,每个点通常采用硬质橡胶套头紧紧套住,起到缓震作用。四足手杖有小号和大号两种。小号四足手杖成矩形,占地面积约为12cm×22cm;大号四足手杖的占地面积约为16cm×29cm。使用时,把手的开口侧应向后,把四足在地面构成的矩形的平侧(而不是斜的两侧)靠近病人身旁。四足手杖在走路时不要太靠近病人,以免行进过程中手杖与身体发生碰撞;也不要离得太远,以免杖着地负重时向内倾倒。四足手杖的支撑面大，稳定性好，但占地面积大，不太适用于上下楼梯或高低不平处。由于四足同时着地，才能保证其稳定性，故在行走过程中，使用者常会放慢脚步，从而降低了行走速度。三足手杖的基座被三角形的硬质橡胶板块所替代，兼顾单足拐杖的良好移动性和四足拐杖的良好稳定性。

3. 手杖的使用

(1)准备：手杖(根据病人的情况选择合适的手杖)手杖的高度应是手臂下垂时地面到手腕的距离；检查手杖个部件是否完好，保证病人行走安全；活动肢体，做好行走和站立的准备；向病人说明使用方法、操作目的、注意事项以取得病人的配合。

(2)行走方法：将手杖放在病人患侧，并以病人的患侧手稍向前屈曲上臂与前臂呈150°角。握住手杖柄，手杖的下端离左脚趾15cm，使手杖作为患侧下肢的支撑点。先用患侧手将手杖向前一步支撑在地上，然后健侧下肢向前迈一步，接着患侧下肢向前跟进一步，交替重复向前行走。重复进行以上动作，最初训练时可按照“手杖-患侧-健侧”顺序练习。

(3)注意事项：手杖的附件为橡胶帽为防止滑动与缓和手杖着地时的冲击，杖端要有橡胶帽，以起到防滑的作用。橡胶帽一旦磨破，应立即更换；必要时，护理员在患侧协助老人步行；无论向哪一个方向移动，都要先移动手杖，调整好重心后再移动脚步；道路不平整的情况下，不宜使用手杖，移动距离较长时最好使用轮椅车；地面保持清洁、干燥，无水迹油腻，无障碍，防止病人滑倒或跌伤。

【实训结果】

1. **掌握** 常见手杖的结构特点。
2. **熟悉** 手杖的选配、使用方法。
3. **了解** 手杖使用过程中常见问题。

【思考题】

1. 单足手杖与多足手杖的区别。
2. 单足与多足手杖有何优缺点？

(李香平)

实训二十九　拐杖的结构与使用

【实训目的】

1. **掌握**　拐杖的类型及其结构特点。
2. **熟悉**　拐杖的选配、使用方法。
3. **了解**　拐杖使用过程中常见问题的判断以及解决方法。

【实训准备】

1. 复习拐杖的相关知识。
2. 腋拐、前臂拐各1对。

【实训内容】

1. 拐杖的常见类型

(1)腋拐。

(2)前臂拐。

2. 结构特点

(1)腋拐:又称标准拐,主要由上端的腋托、中间的把手、支撑杆、套头组成,分固定式和可调式两种。腋拐可以单侧使用,也可以双侧使用。单侧使用腋拐时,使用侧上肢及腋拐可共同承担近80%的体重;双侧使用腋拐时,双上肢及腋拐可共同承担100%的体重。腋拐采用单足着地,移动性良好;腋拐的稳定性与单足手杖相似,但比四足手杖稍差。腋拐的负重点是位于中间的把手,而不是肩托。腋拐的肩托抵住胸部或者被夹于腋窝,可提供较好的侧向(左或右倾)平衡力,帮助稳定肩部。腋拐对使用者的体能、手腕部力量有较高的要求。当整个身体重量完全依靠腋拐时,有可能导致过于前倾造成的腋神经损伤,或相对侧倾造成的桡神经损伤。使用腋拐行进时,所需空间较大,故腋拐不适合于空间狭小处使用。

(2)前臂拐:又称肘拐,其显著特点是在把手的上方配有一个轻金属或塑料制成的弧形前臂套,此套环扣于使用者前臂,可以让使用者腾出手来做其他事情,同时减轻了对手腕部的力量要求。使用时,前臂套不要太紧,以免使拐难以移动;也不要太松,以免失去支撑力。前臂套环扣在肘关节和腕关节之间中点的稍上方,太低会导致支撑力不足;太高会妨碍肘的活动,甚至碰撞尺神经,引起尺神经损伤。前臂拐可单侧使用,也可以双侧使用。把手的位置和支撑杆的长度可以调节。与手杖相比,前臂拐可较好地保护腕关节;与腋拐相比,前臂拐轻便、美观,但防止身体左右侧倾斜的能力不如腋拐。前臂拐对使用者的躯干力量有较高要求。有时前臂套不宜解脱，妨碍其使用。

3. 拐杖的使用

(1)准备：测量病人使用拐杖的长度，拐杖长度一般指从腋窝到足根部斜侧方15~20cm，和腋窝之间可余2~3横指的空隙，绝不能把拐杖放在腋窝深处，因为此处集中了上肢所有神经、血管，又无丰厚的肌肉、脂肪保护，很可能压迫神经和血管。

拐杖上端接触肘窝的部分要有软垫检查拐杖各部件是否完好安全，尤其是胶垫有无破损，其与地面的摩擦力是否够大，保证病人行走安全。活动下肢肢体，做好站立和行走的准备活动；病人站立后，拐杖放置腋下，手肘成30°角弯曲并夹紧拐杖；使用拐杖前向病人解释使用的方法，如要抬头挺胸、背直、腹部收缩、髋关节放松，将身体的重量放在手腕及手背，不要放在腋下，避免手臂麻痹。

(2)行走方法

1)四点式步态：双腿可以支撑身体重量时，常选择此种方法。此法安全，但速度慢，右侧拐杖向前移动，向前移动左脚，左侧拐杖向前移动，与右侧拐杖相平行。向前移动右脚跟上左脚，与左脚相平行，重复进行以上动作，向前移动。

2)三点式步态：此种方法必须能够用他的臂力支撑住整个身体重量，两拐杖支持较弱的患肢移，平衡身体重量放在拐杖上，将双拐向前移动，再将健侧脚向前移动，以承受身体的量。重复进行以上动作，向前移动。

3)两点式步态：此种方法适用于躯干控制较好的老人。此方法两点同时着地，速度较快，将右侧拐杖及左脚同时移向前方，稳定后，再将左侧拐杖和右脚同时移向前方。重复进行以上动作，向前移动。

4)摇摆式步态：两侧拐杖同时伸向前方，身体重心移向前方，用拐杖支撑，悬空身体借助人体重力两腿向前甩动约30cm，着地平稳后，再同时移动两拐到身体两侧。重复进行以上动作，向前移动。

(3)注意事项

1)拐杖的附件为套垫，使用腋窝拐杖时，一定要安装柔软的套垫，把手上也应安装把套，可起到防滑效果。

2)橡胶帽一旦磨破，应立即更换。初次使用时可能会因不适应引起肩部或腋窝疼痛，应帮助病人寻找合适的支托角度，以免摩擦腋窝导致皮肤损伤。

3)拐杖使用中，不仅仅靠腋窝支撑身体，拐杖的中部应有把手，病人在使用中用手握住把手，以上肢的臂力与腋窝同时支撑身体的重量，避免腋窝部位因长期的压迫而损伤腋下神经等组织。

4)使用单拐杖时，尽量放置于健侧，以促进患侧肢体部分的负重训练。

5)使用拐杖时需要足够的臂力支撑，所以医护人员一定要评价病人是否具备使用拐杖的条件。

6)病人在没有达到熟练使用拐杖之前，要有专人监护，以免跌倒受伤。

7)居室地面保持清洁、干燥，无水迹油腻，无障碍，防止病人滑到或跌伤。

【实训结果】

1. **掌握** 腋拐、前臂拐的结构特点。
2. **熟悉** 腋拐、前臂拐的选配与使用方法。

3. 了解 拐杖使用过程中常见问题。

【思考题】

拐与杖的区别。

（李香平）

实训三十　助行架的结构与使用

【实训目的】

1. **掌握**　助行架的类型及其结构特点。
2. **熟悉**　常见助行架的使用方法。
3. **了解**　助行架使用过程中常见问题的判断以及解决方法。

【实训准备】

1. 复习助行架的相关知识。
2. 交互式助行架、两轮助行架各 1 具。

【实训内容】

1. 助行架的常见类型

(1)交互式助行架。

(2)两轮助行架。

2. 结构特点

(1)交互式助行架:是一种三边形的框架式结构,两边装有铰链。使用时,先向前移动一侧,然后再移动另一侧向前,如此来回交替移动前进。分固定式与可调式两种类型。

(2)两轮助行架:是指带有两个脚轮的助行架。通常情况下,前面两个着地端带有脚轮,为助行轮;后面两个着地端不带脚轮,为滑行件或网球状滚球。使用者推着助行架在平整地面上行走,可提高使用者的步行速度,且对使用者的上肢力量要求不高。与无轮助行架相比,两轮助行架的移动性较好,但前后稳定性稍差。根据使用者起步时是否需要站在框架内,可将两轮助行架分为框内型和框外型。需要使用者起步时站在框架内的,称为框内型助行架,反之则为框外型助行架。根据使用者与助行架之间的前后位置关系,可将两轮助行架分为前置式和后置式。助行架在前,使用者在后推动的,称为前置式助行架;助行架在后,使用者在前拉动的,称为后置式助行架。

3. 使用方法

(1)交互式助行架

1)四点式走法:①使用者双手握住助行架,站稳;②先推动健侧助行架前移;③其患侧脚前移一步;④推动患侧助行架前移;⑤健侧脚前移一步;⑥重复②③④⑤步骤交互式前进。

2)两点式走法:健侧助行架与患侧腿同时前移,患侧助行架与健侧腿同时前移,交替前进。

3）三点式走法：①使用者双手握住助行架，站稳；②推动助行架向前移动；③靠双臂支撑助行架，患侧脚向前移动，身体的重心也随着向前移动；④健侧脚向前跟进一步；⑤重复②③④步骤前行。

（2）两轮助行架。

特别提示：使用助行架时，请注意始终保持身体平衡。提起或推动助行架前行时，助行架不应距使用者太远；迈步时，腿不要太靠近助行架；特别是平衡能力较差，肌力较弱者，会因身体过分前倾或后倾而失去平衡；使用轮式助行架者前进的速度不要过快。

4. 注意事项

（1）地面保持干燥且无闲置物品，如电线、椅子。

（2）应穿上安全防滑的平底鞋，勿穿高跟鞋、拖鞋，以免跌倒。

（3）裤子不宜过宽松或过长，以免绊倒。

（4）检查助行架的支脚底端部分是否平稳地接触地面，手握的部位是否松动，脚轮是否转动灵活，定位销是否固定等，以免滑倒。

（5）每个步伐皆应等长，注视前方，勿跳跃，以达平衡感。

（6）在助行架行走其间，因患肢下垂，足部会肿胀呈现紫红色充血，这是可能发生的，因此上床时将患肢抬高及做小腿肌肉的收缩及松弛运动，将可减轻肿胀。

【实训结果】

1. 掌握 交互式助行架、两轮助行架的结构特点。

2. 熟悉 交互式助行架、两轮助行架的使用方法。

3. 了解 助行架使用过程中常见问题。

【思考题】

1. 交互式助行架与双轮助行架有何区别？
2. 交互式助行架与双轮助行架，在使用时需要怎样的环境要求？

（刘 威）

实训三十一　助行器的选配

【实训目的】

1. **掌握**　助行器的常见类型及选配原则。
2. **熟悉**　常见助行器的临床应用。
3. **了解**　助行器选配过程中常见问题的判断以及解决方法。

【实训准备】

1. 复习助行器的相关知识。
2. 直立手杖、四足手杖各 1 个。
3. 腋拐、前臂拐各 1 对。
4. 交互式助行架、两轮助行架各 1 具。

【实训内容】

1. 助行器的常见类型

(1)直立手杖

(2)四足手杖

(3)腋拐

(4)前臂拐

(5)交互式助行架

(6)两轮助行架

2. 助行器的选用原则　一般从下列几个方面考虑选用适合的助行器具。

(1)使用者体质,应考虑其平衡能力、协调能力、肢体的控制能力。

(2)考虑使用者的活动环境,如家居面积,斜坡、楼梯、凹凸不平的地面。

(3)功能性的应用,如室内、室外使用,载物、提供座位等。

(4)考虑款式、重量、颜色等个人爱好。

3. 助行器的适配方法　重点是长度(高度)的测量。

(1)手杖

1)站立位测量:让使用者穿上鞋或矫形器站立,肘关节屈曲 25°~30°,腕关节背伸,测量小趾前外侧 15cm 处至背伸手掌面的距离。

2)站立位测量:让使用者穿上鞋或矫形器站立,测量股骨大转子至地面的距离。

3）卧位测量：让使用者仰卧或者俯卧，双手放身旁，测量尺骨茎突至足后跟的距离，再加 2.5cm 鞋跟高度。

（2）腋拐

1）身长减去 41cm。

2）让使用者穿鞋或矫形器站立时，测量腋窝下 5cm 或者三横指，至地面的距离。

（3）前臂拐

1）前臂套与把手之间的距离：小于使用者前臂的长度，即小于腕关节与肘关节之间的距离。前臂套上缘一般位于肘关节下方 2.5cm 处。

2）把手高度：同手杖长度。

（4）助行架：高度测量：同手杖长度。

4. 助行器的临床应用

（1）手杖：适用于握力好、上肢支撑力强的病人，如偏瘫病人健侧、老年人等。

（2）腋拐：①单侧下肢不能负重时，如单侧胫腓骨骨折、骨不连植骨后；②双侧下肢功能不全、不能交替迈步时，如双大腿骨折术后。

（3）前臂拐：适用于手握力差、前臂力量弱而又不必使用腋拐者。①双下肢无力或不协调，如脊髓损伤后或某些脊柱裂病人；②单下肢无力且不允许该侧肢体负重时，如踝部骨折或半月板切除早期；③全身性伤病导致双上肢无使用手杖的足够力量时，如进行性肌营养不良或脑外伤后。

（4）交互式助行架：适用于立位平衡差，或上肢肌力弱不能抬起助行架者。

（5）两轮助行架：适用于上肢肌力差，提起步行器有困难的行走障碍者，也可用于长期卧床者的步行训练。前置式两轮助行架主要适用于躯干肌屈曲痉挛，或者臀大肌、腹肌力量较弱者；后置式两轮助行架主要适用于躯干肌后伸痉挛，或者髂腰肌、腘绳肌痉挛者。

【实训结果】

1. **掌握** 手杖、拐杖、助行架的长度（高度）测量方法。
2. **熟悉** 常见助行器的临床应用。
3. **了解** 助行器选配过程中常见问题。

【思考题】

结合前三节实训内容思考，各类助行器的优点和缺点。

（刘 威）

实训三十二　认识防压疮坐垫

【实训目的】

1. **掌握**　防压疮坐垫的定义与分类、选配原则。
2. **熟悉**　防压疮坐垫的评价指标。
3. **了解**　个性化坐垫的制作方法。

【实训准备】

1. 复习防压疮坐垫课程内容。
2. 了解防压疮坐垫种类、选配原则、舒适度评价指标。
3. 需要设备　泡棉坐垫1个,凝胶坐垫1个,充气坐垫1个,蜂巢式坐垫1个,复合型坐垫1个,压力分布控制型坐垫1个,压力-时间控制型坐垫1个,剪切力控制型坐垫1个,温度控制型坐垫1个,湿度控制型坐垫1个,姿势控制型坐垫1个。

【实训内容】

1. 防压疮坐垫的定义与分类、选配原则

(1)教师详细讲解防压疮坐垫的作用、种类及选配原则。

(2)学生分2组轮流进行防压疮坐垫实训,每组可选派同学演示存在不同功能障碍的病人,分别尝试使用不同类型的防压疮坐垫,依据选配原则,给不同病人选择合适的防压疮坐垫。

(3)教师评价坐垫选择是否正确,并分析选配原则。

2. 不同种类防压疮坐垫的舒适度评价　教师先示范,学生自行结组体验不同类型防压疮坐垫舒适程度,根据人体舒适度主观评价表给予评分,教师总结。

3. 个性化坐垫的设计与制作　以教师讲解并演示设计流程,学生观摩并讨论。

【实训结果】

1. **掌握**　防压疮坐垫的选配原则。
2. **熟悉**　防压疮坐垫的舒适度评价指标。
3. **了解**　个性化坐垫的设计与制作流程。

【思考题】

常用防压疮坐垫的选配原则及简易制作方法。

（刘　威）

实训三十三　进食、洗浴、修饰类自助具的选配和制作

【实训目的】

1. **掌握**　进食类、洗浴类、修饰类自助具的作用。
2. **熟悉**　进食类、洗浴类、修饰类自助具的种类及适用人群。
3. **了解**　进食类、洗浴类、修饰类自助具的使用方法。

【实训准备】

1. 复习进食类、洗浴类、修饰类自助具课程内容。
2. 了解进食类、洗浴类、修饰类自助具种类、适用人群和使用方法。
3. **需要设备(以下设备各1套)**

1)第一组(进食类自助具):大手柄杯子、双手柄杯、带杯托的杯子、带吸管的杯子、带辅助夹的筷子、加长手柄的叉勺、可弯曲的叉勺、带手掌套的叉勺、普通叉勺。

2)第二组(洗浴类自助具):洗浴刷、皂液器、洗澡手套、淋浴垫、粗柄牙刷、手掌套式牙刷、电动牙刷、长柄牙刷、粗柄梳子、手掌套式梳子、长柄梳子。

3)第三组(修饰类自助具):易握指甲刀、台式指甲刀、普通指甲刀、带有手掌持握带的电动剃须刀。

【实训内容】

进食类、洗浴类、修饰类自助具的使用方法及改制

(1)教师详细讲解进食类、洗浴类、修饰类自助具的作用、种类及适用人群,演示进食类、洗浴类、修饰类自助具的使用方法。

(2)学生分3组轮流进行进食类、洗浴类、修饰类自助具使用体验,每组可选派同学演示不同疾病的病人存在的功能障碍表现及使用自助具后的功能表现,同时分析每类自助具的作用原理,对功能障碍者的替代功能。

(3)缠绕手柄类自助具的改制　可根据需要制作加粗手柄、加长手柄、带弯手柄、环状手柄等。可直接将工具手柄缠上海绵或硅胶树脂材料的卷绕握柄,也可选用粗木柄、橡胶柄、塑料柄套等材料进行改造,用长木柄或橡胶柄、塑料柄以加长工具手柄。

【实训结果】

1. **掌握**　进食类、洗浴类、修饰类自助具的使用方法。

2. **熟悉** 进食类、洗浴类、修饰类自助具的种类及适用人群。
3. **了解** 长柄类自助具的改制。

【思考题】

某些常用进食类、洗浴类、修饰类自助具的选配原则及简易制作方法。

（何 曼）

实训三十四　穿着、如厕、阅读书写类自助具的选配和制作

【实训目的】

1. **掌握**　穿着类、如厕类、阅读书写类自助具的作用。
2. **熟悉**　穿着类、如厕类、阅读书写类自助具的种类及适用人群。
3. **了解**　穿衣棍的改制方法。

【实训准备】

1. 复习穿着类、如厕类、阅读书写类自助具课程内容。
2. 了解穿着类、如厕类、阅读书写类自助具种类、适用人群和使用方法。
3. **需要设备**　以下设备各1套：

1)第一组(穿着类自助具):系扣器、魔术贴、穿衣棍、拉链拖、穿袜器、穿鞋器、脱鞋器、系带器、弹性鞋带。

2)第二组(如厕类自助具):集尿器、导尿包、尿垫、尿裤、尿塞、大便塞、坐便椅、坐便器、增高坐便器座、坐便器扶手。

3)第三组(阅读书写类自助具):手纸夹、棱片眼镜、翻页器、阅读书架、增粗笔、免握笔、书写器。

【实训内容】

穿着类、如厕类、阅读书写类自助具的作用、种类及适用人群:

(1)教师讲解穿着类、如厕类、阅读书写类自助具的作用、种类及适用人群,演示穿着类、如厕类、阅读书写类自助具的使用方法(尿便自助具可解说或图片、视频演示)。

(2)学生分3组轮流进行穿着类、如厕类、阅读书写类自助具实训,每组可选派同学演示不同疾病的病人存在的功能障碍表现及使用自助具后的功能改善,同时分析每类自助具的作用原理,对功能障碍者的替代功能。

(3)穿衣棍的改制　在50cm长的木棍或塑料棍的一端安装一金属钩,金属后表面套有塑料管,以防止使用时擦上皮肤,使用时可用来帮助将上衣或裤脚向上或向下牵拉,以完成穿脱衣动作。

【实训结果】

1. **掌握**　穿着类、如厕类、阅读书写类自助具的使用方法。

2. **熟悉** 穿着类、如厕类、阅读书写类自助具的种类及适用人群。
3. **了解** 穿衣棍的改制方法。

【思考题】

某些常用穿着类、如厕类、阅读书写类自助具的选配原则及简易制作方法。

（何 曼）

实训三十五　通讯交流类、取物类、文娱类自助具的选配和制作

【实训目的】

1. **掌握**　通讯交流类、取物类、文娱类自助具的作用。
2. **熟悉**　通讯交流类、取物类、文娱类自助具的种类及适用人群。
3. **了解**　多功能C形夹的改制。

【实训准备】

1. 复习通讯交流类、取物类、文娱类自助具课程内容。
2. 了解通讯交流类、取物类、文娱类自助具种类、适用人群和使用方法。
3. **需要设备**　以下设备各1套：

1)第一组(通讯交流类自助具):电话自助具:C形夹、电话听筒固定器、拨号器。

2)第二组(取物类自助具)取物类:取物器、夹具、手抓握器。

3)第三组(文娱类自助具):纸牌固定器、改装过的游戏手柄(包括加粗或加长游戏手柄、单手操控游戏手柄)。

【实训内容】

通讯交流类、取物类、文娱类自助具的作用、种类及适用人群:

(1)教师讲解通讯交流类、取物类、文娱类自助具的作用、种类及适用人群,演示通讯交流类、取物类、文娱类自助具的使用方法。

(2)多功能C形夹的改制:用宽度为2~3cm的条形低温热塑板材,在恒温水槽中加热至软化后,敷贴在病人手上成型、修剪,再在掌面或侧面固定可旋转或固定的ADL套。

(3)每组学生对通讯交流类、取物类、文娱类自助具使用体会进行分析,并向指导教师汇报所使用自助具的作用,教师作总结。

【实训结果】

1. **掌握**　通讯交流类、取物类、文娱类自助具的使用方法。
2. **熟悉**　通讯交流类、取物类、文娱类自助具的种类及适用人群。
3. **了解**　多功能C形夹的改制。

【思考题】

某些常用通讯交流类、取物类、文娱类自助具的选配原则及简易制作方法。

（何 曼）

实训三十六　无障碍环境改造

【实训目的】

1. **掌握**　无障碍环境改造的原则。
2. **熟悉**　无障碍环境改造的步骤。
3. **了解**　对个案提出无障碍环境改造的建议。

【实训准备】

1. 复习无障碍环境改造的相关知识。
2. 肢体残疾模特 1 名，或肢体残疾人病例 1 份。

【实训内容】

请一个残疾模特到现场进行实训，也可以只给出残疾人的病历。由同学们分别对残疾模特的三个基本活动环境（生活环境、行动环境和交流环境）和居家环境（居家活动环境、居家建筑环境），给出无障碍改造建议。

1. 生活环境的无障碍改造　生活环境是人类日常生活的基本环境，通俗来讲就是吃、喝、拉、撒、睡，以及穿衣、洗澡等活动，简化为 7 类共 15 项生活活动，相应的生活活动无障碍辅助器具主要是 04、09、15、18 主类的辅具。然后针对残疾模特提出生活环境无障碍改造的辅具。

2. 行动环境的无障碍改造　行动是人类生存的重要活动功能，简化为 6 类共 17 项行动活动，对应的行动活动无障碍辅助器具主要是 12、18 和 24 主类的辅具。然后针对残疾模特提出行动环境无障碍改造的辅具。

3. 交流环境的无障碍改造　互相交流是人类生活的重要活动功能，简化为 3 类共 13 项交流活动，对应的交流活动无障碍辅助器具主要是 22 主类的辅具。然后针对残疾模特提出交流环境无障碍改造的辅具。

4. 居家环境的无障碍改造　居家环境是从事家务活动的环境，包括居家活动环境和居家建筑环境两方面。

（1）居家活动环境是指家庭生活的环境，简化为 11 项居家活动，对应的居家活动无障碍辅助器具主要是 15 主类的辅具。然后针对残疾模特的居家提出居家活动环境无障碍改造的辅具。

（2）居家建筑环境，参照 ICF 的 e155 私人建筑物的设计、施工及建造的产品和技术，以及国家标准《无障碍设计规范》，共有 6 项居家建筑，针对残疾模特的居家，提出居家建筑环境无障碍改造的辅具。

由于残疾人的类别不同、级别不同,所需无障碍环境改造的项目类别和数量均不同。为此,实训老师需要事先备课,把案例可能需要的辅助器具记下来,作为标准答案。然后对同学们针对案例各自提出来的所需辅助器具类别进行打分,得出同学们各自的实训成绩。

学生姓名: 无障碍环境实训成绩单

环境类别	实训内容	实训成绩	实训日期
生活环境无障碍改造	提出所有能帮助的辅助器具为满分100分		
行动环境无障碍改造	提出所有能帮助的辅助器具为满分100分		
交流环境无障碍改造	提出所有能帮助的辅助器具为满分100分		
居家活动环境无障碍改造	提出所有能帮助的辅助器具为满分100分		
居家建筑环境无障碍改造	提出所有能帮助的辅助器具为满分100分		

总分:

平均分:

【实训结果】

1. **掌握** 无障碍环境改造的原则。
2. **熟悉** 无障碍环境改造的步骤。
3. **了解** 能提出无障碍环境改造的具体辅助器具。

【思考题】

比较肢体残疾与智力残疾者的无障碍环境改造内容及方法。

(张凌云)

实训三十七　残疾人厕所设计

【实训目的】

1. 掌握　残疾人无障碍厕所的设计基本要求。
2. 熟悉　残疾人无障碍厕所设计改造的难点。
3. 了解　残疾人无障碍厕所改造的方法。

【实训准备】

1. 以目前学校的男厕所为例。
2. 2m 卷尺。

【实训内容】

1. 厕所入口是否无障碍(有否门槛、台阶)。
2. 厕所门扇开启是否无障碍,并测量尺寸是否≥0.8m。
3. 厕所地面是否防滑且不积水。
4. 测量厕所面积是否≥2.00m×2.00m。
5. 大便器是否符合要求。如果是蹲厕,要改为坐厕,高度为 0.45m;如果蹲厕不能进行改造,则要在蹲厕上方增设坐便椅或坐便凳。
6. 在坐便器两侧应加装扶手且结构及尺寸应符合要求。
7. 男士小便器的上方和两侧应有安全抓杆。
8. 洗手盆的前方要留有 1.10×0.80m 的轮椅使用面积,在洗手盆的三面应设安全抓杆。
9. 记录测试结果,撰写实训报告。

【实训结果】

1. 掌握　残疾人无障碍厕所的尺寸要求。
2. 熟悉　残疾人无障碍厕所改造的难点。
3. 了解　残疾人无障碍厕所改造的具体方法。

【思考题】

如何为残疾人家庭改建无障碍厕所?

(张凌云)

实训三十八　认识无障碍环境

【实训目的】

1. **掌握**　无障碍环境的概念。
2. **熟悉**　残疾与环境的关系。
3. **了解**　环境的构成。

【实训准备】

1. 复习无障碍环境的相关知识。
2. 选取一段关于残疾人在日常生活中的纪录片,由实训老师事先设计准备。
3. 实训地点为多媒体教室。

【实训内容】

1. 让同学们集中多媒体教室观看准备好的纪录片。
2. 观看完毕,由老师提出相关问题和同学们进行讨论。

【实训结果】

1. **掌握**　实施无障碍环境的意义。
2. **熟悉**　哪些是物质环境？哪些是社会环境？哪些是态度环境？
3. **了解**　无障碍环境对生活带来的影响。

【思考题】

1. 举例生活中见过哪些无障碍环境设计。
2. 无障碍环境对不同功能障碍者的意义。

（朱晓龙）

实训三十九　无障碍通道、门设计

【实训目的】

1. 掌握　无障碍通道、门的基本设计要求。
2. 熟悉　无障碍通道、门设计改造的难点。
3. 了解　无障碍通道、门改造的方法。

【实训准备】

1. 选取目前学校的某一通道、门为例。
2. 2m 卷尺，照相机，记录本。

【实训内容】

1. 无障碍通道的宽度应符合下列规定

（1）室内走道不应小于 1.20m，人流较多或较集中的大型公共建筑的室内走道宽度不宜小于 1.80m。

（2）室外通道不宜小于 1.50m。

（3）检票口、结算口轮椅通道不应小于 900mm。

2. 无障碍通道应符合下列规定

（1）无障碍通道应连续，其地面应平整、防滑、反光小或无反光，并不宜设置厚地毯。

（2）无障碍通道上有高差时，应设置轮椅坡道。

（3）室外通道上的雨水箅子的孔洞宽度不应大于 15mm。

（4）固定在无障碍通道的墙、立柱上的物体或标牌距地面的高度不应小于 2.00m；如小于 2.00m 时，探出部分的宽度不应大于 100mm；如突出部分大于 100mm，则其距地面的高度应小于 600mm。

（5）斜向的自动扶梯、楼梯等下部空间可以进入时，应设置安全挡牌。

3. 门的无障碍设计应符合下列规定

（1）不应采用力度大的弹簧门并不宜采用弹簧门、玻璃门；当采用玻璃门时，应有醒目的提示标志。

（2）自动门开启后通行净宽度不应小于 1.00m。

（3）平开门、推拉门、折叠门开启后的通行净宽度不应小于 800mm，有条件时，不宜小于 900mm。

(4)在门扇内外应留有直径不小于 1.50m 的轮椅回转空间。

(5)在单扇平开门、推拉门、折叠门的门把手一侧的墙面,应设宽度不小于 400mm 的墙面。

(6)平开门、推拉门、折叠门的门扇应设距地 900mm 的把手,宜设视线观察玻璃,并宜在距地 350mm 范围内安装护门板。

(7)门槛高度及门内外地面高差不应大于 15mm,并以斜面过渡。

(8)无障碍通道上的门扇应便于开关。

(9)宜与周围墙面有一定的色彩反差,方便识别。

4. 记录测试结果,撰写实训报告。

【实训结果】

1. **掌握** 无障碍通道、门的尺寸要求。
2. **熟悉** 无障碍通道、门改造的难点。
3. **了解** 无障碍通道、门改造的具体方法。

【思考题】

如何为残疾人家庭改建无障碍通道、门?

(朱晓龙)

实训四十　无障碍楼梯、台阶设计

【实训目的】

1. **掌握**　无障碍楼梯、台阶设计的基本要求。
2. **熟悉**　无障碍楼梯、台阶设计改造的难点。
3. **了解**　无障碍楼梯、台阶改造的方法。

【实训准备】

1. 选取目前学校的某一楼梯、台阶为例。
2. 2m 卷尺,照相机,记录本。

【实训内容】

1. 无障碍楼梯应符合下列规定

(1)宜采用直线形楼梯。

(2)公共建筑楼梯的踏步宽度不应小于 280mm,踏步高度不应大于 160mm。

(3)不应采用无踢面和直角形突缘的踏步。

(4)宜在两侧均做扶手。

(5)如采用栏杆式楼梯,在栏杆下方宜设置安全阻挡措施。

(6)踏面应平整防滑或在踏面前缘设防滑条。

(7)距踏步起点和终点 250~300mm 宜设提示盲道。

(8)踏面和踢面的颜色宜有区分和对比。

(9)楼梯上行及下行的第一阶宜在颜色或材质上与平台有明显区别。

2. 台阶的无障碍设计应符合下列规定

(1)公共建筑的室内外台阶踏步宽度不宜小于 300mm,踏步高度不宜大于 150mm,并不应小于 100mm。

(2)踏步应防滑。

(3)三级及三级以上的台阶应在两侧设置扶手。

(4)台阶上行及下行的第一阶宜在颜色或材质上与其他阶有明显区别。

3. 记录测试结果,撰写实训报告。

【实训结果】

1. **掌握**　无障碍楼梯、台阶的尺寸要求。

2. 熟悉　无障碍楼梯、台阶改造的难点。
3. 了解　无障碍楼梯、台阶改造的具体方法。

【思考题】

如何为残疾人家庭改建无障碍楼梯、台阶？

（朱晓龙）

实训四十一　无障碍卧室设计

【实训目的】

1. **掌握**　无障碍卧室设计的基本要求。
2. **熟悉**　无障碍卧室设计改造的难点。
3. **了解**　无障碍卧室改造的方法。

【实训准备】

1. 选取目前学校的某一宿舍卧室为例。
2. 2m卷尺，照相机，记录本。

【实训内容】

1. 无障碍卧室应设在便于到达、进出和疏散的位置。
2. 无障碍卧室内应有空间能保证轮椅进行回转，回转直径不小于1.50m。
3. 无障碍卧室的门应符合无障碍通道、门的有关规定。
4. **无障碍卧室设计的其他规定**

(1)床间距离不应小于1.20m。

(2)家具和电器控制开关的位置和高度应方便乘轮椅者靠近和使用，床的使用高度为450mm。

(3)卧室内应设高400~500mm的救助呼叫按钮。

(4)卧室内应设置有听力障碍者服务的闪光提示门铃。

5. 记录测试结果，撰写实训报告。

【实训结果】

1. **掌握**　无障碍卧室的尺寸要求。
2. **熟悉**　无障碍卧室改造的难点。
3. **了解**　无障碍卧室改造的具体方法。

【思考题】

如何为残疾人家庭改建无障碍卧室？

（朱晓龙）

实训四十二　认识耳背式助听器

【实训目的】

1. 掌握　助听器的结构与功能。
2. 熟悉　助听器的分类与选配方法。
3. 了解　助听器的工作原理及性能指标。

【实训准备】

1. 复习助听器相关知识。
2. 耳背式助听器 1 个。
3. 听力图 1 份。

【实训内容】

1. 耳背式助听器的基本结构

(1)话筒:又称传声器或麦克风,接收声音并把它转化为电波形式,即把声能转化为电能。

(2)放大器:放大电信号(晶体管放大线路)。

(3)耳机:又称受话器,把电信号转化为声信号,即把电能转化为声能。

(4)耳模:又称耳塞,置入外耳道。

(5)音量控制开关。

(6)电源:供放大器用的干电池。

2. 耳背式助听器的附件

(1)音调控制。

(2)感应线圈。

(3)输出限制控制。

3. 耳背式助听器的优缺点　耳背式助听器又称耳后式、耳挂式助听器。形似香蕉曲度,伏于耳后,一般长约 4~5cm。受话器开口与一硬质塑料管制成的导声钩连接,把它挂在耳郭上缘根部,由此钩经软塑料管和耳模耳塞放进耳甲腔及耳道口助听。

(1)优点:性能优良,机壳可制成各种肤色,佩戴于耳朵背后,外形小巧、轻便,有多种档次和不同功能。

(2)缺点:助听器是挂在耳后,耳郭的集音作用和定位功能未获充分利用;对于经常出汗的病人,助听器会因受潮而加速元器件的老化。

4. 助听器的选配

(1)选配原则

1)失聪病人需先经过医治或手术无效的,病变已完全稳定后才考虑配用助听器。对于新近发生的耳聋或处于活动期者可于静止后一年再决定,而遗传性缓慢进行的听力障碍病人应慎用助听器,最好应在听力学专家指导下配用。

2)双耳严重的外耳道炎、中耳炎流脓不止、双外耳道完全闭锁均不用气导助听器,可考虑用骨导式的。其他各类耳聋病人均以气导助听器为宜。

3)选配前应作纯音听力测试,依听力图选用适宜的助听器。对感音神经性聋病人应尽可能测试阈上功能或语言测听对判定效果有利。

4)应为助听器使用者提供2~3周试用期,这样可使听障者在专门人员指导下反复调整各项控制旋钮,选用最适宜助听器而获得满意效果。

5)在条件许可的情况下,为听力损失90dB以下病人先选用耳背式或耳内式助听器,而对90dB以上的可考虑用耳背式助听器,极重度的听力损失可以考虑采用手术植入电子耳蜗。

6)一般以一只耳使用助听器皆可解除听话困难,但在条件许可或依个人爱好使用双耳助听。双耳助听已成发展趋势,为耳聋儿童语言康复应普遍推广使用双耳助听。

(2)选配要点:据纯音听力图语言频率平均损失计算。

1)阈值在0~30dB者,无需佩戴助听器。

2)阈值30~45dB者,可用可不用助听器。

3)阈值45或40~90dB,建议佩戴助听器,多数能获得满意结果。

4)阈值90~110dB,佩戴助听器的效果欠佳。

【实训结果】

1. **掌握** 耳背式助听器的结构与功能。
2. **熟悉** 助听器的选配要点(根据听力图)。
3. **了解** 合格助听器应达到的性能指标。

【思考题】

1. 耳背式助听器的工作原理。
2. 耳背式与定制式助听器的性能比较。

(李 磊)

实训四十三　认识远用光学助视器

【实训目的】

1. **掌握**　远用光学助视器(望远镜)的使用。
2. **熟悉**　远用光学助视器的基本结构、种类。
3. **了解**　低视力门诊常用远用光学助视器的类型与特点。

【实训准备】

1. 复习远用光学助视器的相关知识。
2. 伽利略望远镜和开普勒望远镜各 1 个。
3. 各种远距离图标和训练材料 1 套。

【实训内容】

1. 望远镜的使用和视觉训练

(1)目标定位训练:指导者先以病人为目标,二者之间距离为 2~3m,调节焦距,直到看清病人为止。然后二者互换位置,指导者在离病人 2~3m 处,让病人通过望远镜找到并看清指导者,并重复几次。

(2)注视训练:①首先进行望远镜的调焦训练;②在训练调焦之前,应具备利用望远镜能对准及发现目标,使目标与眼成一条线中的两点;③然后顺时针或逆时针转动望远镜的镜筒,直到能清晰看到视标,并保持注视;④如果不能学会调焦,可以试用非调焦或固定焦距望远镜。

(3)定位注视联合训练:①其包括在不用望远镜的情况下找到目标,再用望远镜寻找目标,使目标与眼为一条线中的两点,然后对望远镜进行调焦,直到看清楚目标为止,即准确的定位及看清目标(注视)的联合训练。②如果寻找目标有困难,可用一纸筒放在眼前,然后进行定位、注视等练习。因为纸筒的孔径比较大,易于获得成功。纸筒训练无困难以后,再戴望远镜进行训练。③各种训练方法均不满意时,应考虑换较大视野或较大物镜的望远镜,或试用较低倍数的望远镜。

(4)跟踪训练:①在黑板上或纸板上画一条连续的直线,此线全部在病人视线之中,先不用望远镜看到此线,然后使用望远镜看清此线。②再画一条更长的线,练习用眼从线的一端开始看,沿着线看下去,直到线的末端,病人控制自己的头部(不是眼)慢慢均匀运动,从线的一端看到另一端。先不戴望远镜做此训练,然后戴望远镜再做上述训练。③在移动过程中,头部(及眼)与望远镜“连在一起”或“连成一体”,在运动中望远镜不能偏离眼部。④先看实线,后看虚线，线可为水平、垂直或斜线。⑤然后画一个几何图形，病人从图的一边看起，逐渐看完全图，并说出图的形状。⑥在上述训练的基础上，再看不规则的图，图上的每一条线都标明号码，号码字要小些，只有使用望远镜才能看清。线的颜色各不相同。让病人练习看清各条颜色的线及其号码，说明为直线、斜线、实线或虚线等等。⑦上述练习是观察在黑板上的各种线或图形，基本上望远镜调焦一次即可跟踪或看清全部图形。进一步的练习是用一条彩色带或绳，放在地板上，病人从条带或绳索的一端跟踪看完整个条带。这样就要不断地定位、注视、调焦，才能完成上述训练。低视力病人从条带的一端看起，旁标有号码，然后跟踪此条带到其末端。

（5）追踪训练：①跟踪训练是跟踪一个静止的目标，而追踪练习是追踪一个运动的目标。因此，后者比前者更难一些。②追踪训练在室内可以看指导者手中的目标，而目标可以做各种运动。③追踪训练在室外可以练习追踪一个玩耍的小孩、骑自行车者或一个跑动着的汽车等。

（6）搜寻训练：用望远镜搜寻周围环境中的某一目标的练习方法。①病人戴上望远镜助视器，面对黑板，其上画一个搜寻图形。病人练习跟踪此图（按箭头方向）并读出线旁的号码。②当病人能熟练跟踪以后，需另画一个虚线图，待病人能跟踪此图以后，则再画图，使虚线图的线变短，线间间隔加长，最后一图是线全部消失，仅有在原线旁的号码。号码是随意而不是按顺序排列的。③当病人掌握搜寻技术以后，再练习垂直搜寻技术，方法同上。然后再加长病人与黑板间的距离，线变细，号码变小，照明降低等，继续进行训练。④最后实地训练，练习在拥挤的人群中搜寻病人所熟悉的人，搜寻十字路口的红绿灯、街道牌、各种不同的建筑物（如商店、政府办公机构、影剧院等），以及天空中的飞鸟等。

（7）分别用望远镜进行上述视觉训练，并记录视觉训练的要点和体会如何使用望远镜提高视觉效率。

2. 分别在黑板两端水平对应的位置上随机标出数字（在左边）和字母（在右边），每边各10个，数字和字母要小到只能戴放大镜才能看清的程度，在佩戴望远镜的基础上，运用上述的视觉训练技巧，分别读出相对应的数字和字母，并由另一个同学记录下来，如出现漏读或错读也记录下来。同时必须记录读完所有字母和数字所花的时间、总的错误数（包括漏读，错读，以及其他情况）。

【实训结果】

1. **掌握** 望远镜的结构、分类。
2. **熟悉** 望远镜的使用方法。
3. **了解** 远用光学助视器的优缺点。

【思考题】

1. 远用助视器的基本使用和训练方法。
2. 远用光学助视器的类型及优缺点。

（李 磊）

实训四十四　认识近用光学助视器

【实训目的】

1. **掌握**　近用光学助视器的使用方法。
2. **熟悉**　近用光学助视器的类型及工作原理。
3. **了解**　各种类型近用光学助视器的优缺点。

【实训准备】

1. 复习近用光学助视器的相关知识。
2. 眼镜助视器 1 个,近用望远镜助视器 1 个,手持放大镜 1 个,立式放大镜 1 个。
3. 各种不同字体大小的阅读材料 1 套。

【实训内容】

1. 近用光学助视器的使用训练

(1)定位训练:在阅读时,找到每一页的开始处、文章的题目或图表等,必须使用定位技术。①给病人一本书,让他找到某页书中左上或右上角的第一个字,左下或右下角最末一个字等等。②如果做上述练习有困难,指导者可以在纸上写几行字,如上所述做定位练习。或在桌子上摆一些小东西(成行),让病人做定位练习。③在检查过程中,指导者要观察病人的体位、头部及眼部位置,并向病人提供合适的照明与对比度。

(2)搜寻或扫描训练:指导病人眼球不动注视书上的某一处,让书本沿着一定方向运动,使字"进入"病人的注视区;或者保持眼球及读物不动,仅仅移动头部。

(3)追踪训练:①以手拿一小目标,在病人面前从上到下,从左到右,以及做圆形运动,使病人用眼及头部运动来追踪此目标。并逐渐缩小目标,观察病人的反应。②让病人自己手持目标,做上述追踪练习,观察病人的眼—手协调动作。当目标运动时病人是否能够固视,病人追踪目标时是头及眼一起追踪,还是仅有眼球运动等等。

(4)搜寻训练:①在阅读时,慢慢从左向右读,读完一行,从原行末尾回到第一个字,然后再移到下一行;②如果在搜寻训练中遇到困难,可以采取下列方法解决:如使用阅读裂口器,或在读过的每行字下面作出标记。病人可以用手指压住每行的第一个字,然后眼与手指同步移动。另外尚可在纸上画横线,线的两端标出大数码,进行搜寻或扫描阅读。具体方法是让病人从 1 读到 2,然后回到 1,再移到 3,读到 4,依此类推。下一步练习是以字代替数码 1、2、3 等,最后取消每行字两端的标记进行阅读。

(5)选用不同的光学助视器来进行上述视觉训练，并记录视觉训练的要点和体会如何使用近用助视器提高视觉效率。

2. 用放大倍率为2×和5×手持放大镜，用两种不同的眼睛到放大镜之间的距离(10cm和35cm)，分别阅读字体大小为小五号字阅读材料，测试每分钟的阅读速度。

(1)2×的手持放大镜，放大镜到眼睛的距离10cm，阅读小五号字的阅读速度：____字/分钟。

(2)2×的手持放大镜，放大镜到眼睛的距离35cm，阅读小五号字的阅读速度：____字/分钟。

(3)5×的手持放大镜，放大镜到眼睛的距离10cm，阅读小五号字的阅读速度：____字/分钟。

(4)5×的手持放大镜，放大镜到眼睛的距离35cm，阅读小五号字的阅读速度：____字/分钟。

【实训结果】

1. **掌握** 近用光学助视器的使用训练方法。
2. **熟悉** 近用光学助视器的类型。
3. **了解** 手持放大镜与立式放大镜的优缺点。

【思考题】

1. 近用光学助视器的基本使用和训练方法。
2. 近用光学助视器的类型及优缺点。

(李 磊)

实训四十五　认识电子助视器

【实训目的】

1. **掌握**　电子助视器的使用方法。
2. **熟悉**　电子助视器的类型及工作原理。
3. **了解**　各种类型电子助视器的优缺点。

【实训准备】

1. 复习电子助视器的相关知识。
2. 闭路电视助视器 1 个。
3. 各种不同字体大小的阅读材料 1 套。

【实训内容】

1. 闭路电视助视器的使用

(1)将阅读材料放置在闭路电视助视器可滑动的平板上,转动放大率转盘,可以获得不同放大倍率的图像,闭路电视助视器可以提供 3×~60×的放大倍率,选择适合自己视力状况的放大倍率平滑地移动平板进行阅读,并记录每分钟的阅读速度。

(2)通过调整背景/前景按钮,可以变换不同的背景和前景,如可以将白纸黑字变为黑纸白字,特别适合于白化病和角膜炎等畏光的病人使用。

(3)转动背景色调节转盘,可以变化出不同颜色的背景和前景,适合不同类型的病人进行阅读。

(4)将闭路电视助视器和键盘相连,可以进行简单的加减乘除运算,并可以显示时间和年月日。根据病人不同的视力状况可以调整所显示数字的大小。

(5)通过键盘上的按钮,可以使阅读材料以单行(横行或者竖行)的形式呈现在病人眼前,通过键盘上的按钮,可以逐行地上移或下移每一行字(也可以逐行地左右移动每一列字),避免了病人由于视野受限而产生的定位困难的问题。

(6)通过键盘上的按钮,可以用两条线(横线或者竖线)分隔所要阅读的一行句子(可以水平分隔或者垂直分隔),通过键盘上的按钮,可以逐行地向上或向下分隔每一行句子(也可以逐行地左右分隔每一列字),避免了病人由于视野受限而产生的定位困难的问题。

(7)闭路电视助视器在最小放大倍率的前提下,以不同的阅读背景,测试每分钟的阅读速度。

2. 用闭路电视助视器以最小的放大倍率,分别以黄色和红色作为背景色,始终保持眼睛到屏幕的距离不变,测试小五号字的阅读速度。

(1)黄色背景的阅读速度__字/分钟。

(2)红色背景的阅读速度__字/分钟。

【实训结果】

1. **掌握** 闭路电视助视器的使用训练方法。
2. **熟悉** 闭路电视助视器的结构与工作原理。
3. **了解** 闭路电视助视器的优缺点。

【思考题】

1. 闭路电视助视器使用方法。
2. 了解电子助视器的类型及优缺点。

(李 磊)

18检